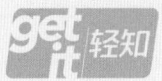

零基础小儿推拿

视频版

孙德仁　王建红 ——— 主编

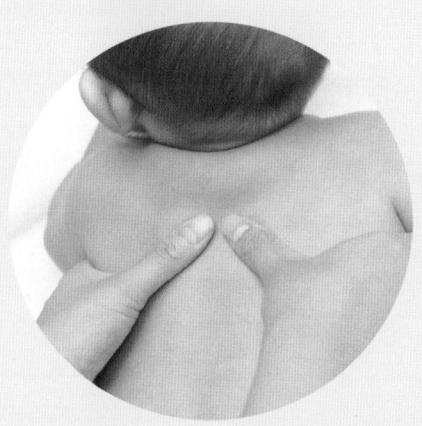

中国轻工业出版社

图书在版编目（CIP）数据

零基础小儿推拿：视频版 / 孙德仁，王建红主编. —北京：中国轻工业出版社，2024.8
　ISBN 978-7-5184-4962-0

　Ⅰ.①零… Ⅱ.①孙… ②王… Ⅲ.①小儿疾病—推拿 Ⅳ.①R244.15

中国国家版本馆 CIP 数据核字（2024）第 094103 号

责任编辑：赵　洁　　　　责任终审：滕炎福　　设计制作：悦然生活
策划编辑：付　佳　赵　洁　责任校对：朱燕春　　责任监印：张京华

出版发行：中国轻工业出版社（北京鲁谷东街5号，邮编：100040）
印　　刷：北京博海升彩色印刷有限公司
经　　销：各地新华书店
版　　次：2024年8月第1版第1次印刷
开　　本：710×1000　1/16　印张：10　插页：1
字　　数：160千字
书　　号：ISBN 978-7-5184-4962-0　定价：49.80元
邮购电话：010-85119873
发行电话：010-85119832　010-85119912
网　　址：http://www.chlip.com.cn
Email：club@chlip.com.cn
版权所有　侵权必究
如发现图书残缺请与我社邮购联系调换
232394S3X101ZBW

前 言

让自己的孩子快乐健康地成长，是每一位父母的心愿。但许多年轻的爸爸妈妈，在孩子生病时常常手足无措，要么随意给孩子用药，要么"病急乱投医"，急着把孩子送到医院打针、输液，孩子痛苦，家长看着也心疼，还可能会让孩子的抵抗力越来越差。有没有不用吃药、打针就能减轻孩子痛苦的方法？有没有安全有效的日常保健措施，能让孩子远离疾病？这可能是所有父母都梦寐以求的事情。

小儿推拿就是孩子健康成长的守护者。它以中医经络学说为依据，通过按摩、抚触孩子身上的穴位或部位，激发身体的免疫力，使孩子的身体达到阴阳平衡，不受疾病侵扰。小儿推拿简便易行、效果可靠，可以减少用药、缩短病程，是孩子日常保健、防病祛病的好方法。

这本《零基础小儿推拿视频版》介绍0~14岁孩子最容易出现的问题和疾病，以及相应的推拿调理方法。本书分别从日常保健、常见病调理、突发疾病应对、杂病难题怎么处理等方面诠释小儿推拿方法和功效。书中还配备真人演示视频，以及快速取穴图、手法演示图，让读者朋友一看就会。

年轻的爸爸妈妈们，运用好推拿这个"法宝"，每天只需几分钟，按按揉揉就能帮助孩子远离疾病。让孩子从来到这个世界的那天起，就拥有健康快乐的人生。

注：本书仅提供小儿推拿的操作参考，具体疾病的诊断治疗需咨询专业医生。

一穴保平安——孩子日常保健简易推拿

补脾经 — 健脾益胃
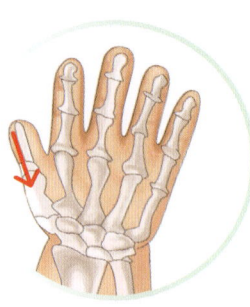

揉命门 — 培补肾气
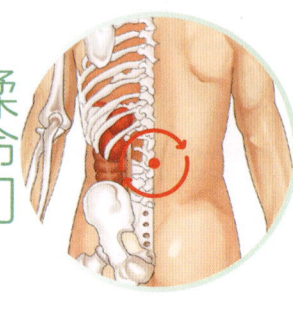

揉大椎 — 预防上火
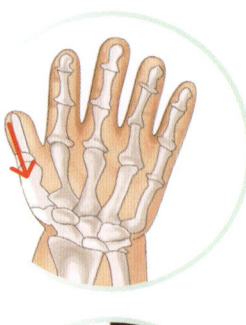

摩丹田 — 补中益气
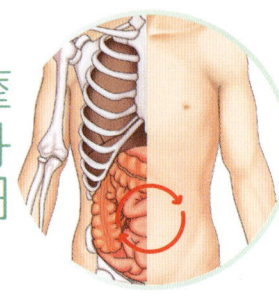

推坎宫 — 保护视力
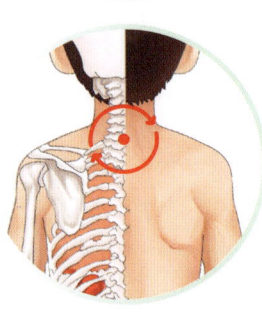

拿肩井 — 止痛化郁
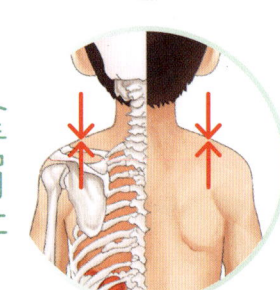

按百会 — 健脑益智
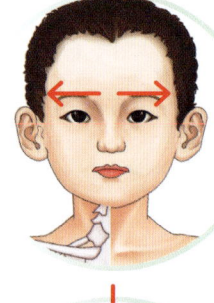

摩腹 — 强身健体
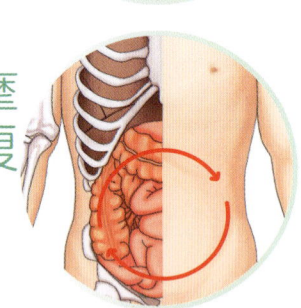

捣揉小天心 — 安神定惊
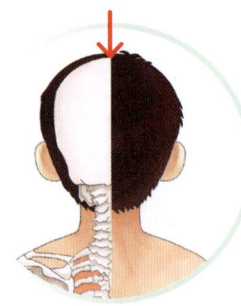

推三关 — 温阳散寒
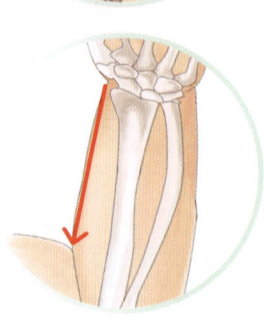

一穴就祛病——孩子常见问题简易按摩

感冒 清肺经	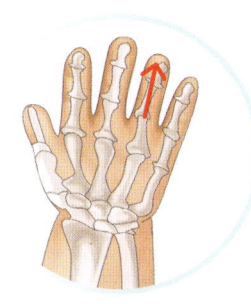	便秘 揉脐周	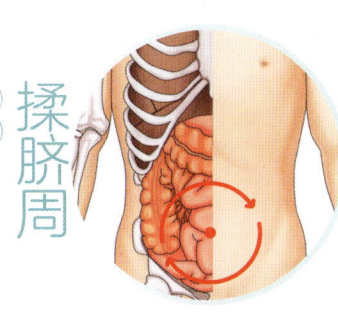
咳嗽 揉肺俞	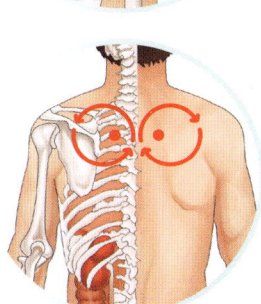	遗尿 补肾经	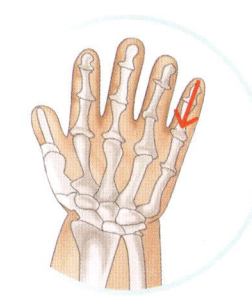
咳嗽 揉膻中	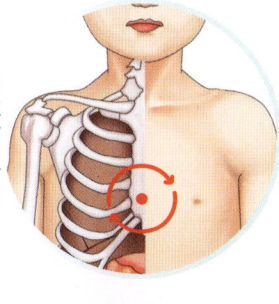	积食 揉板门	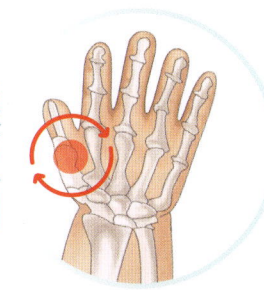
胃痛 揉中脘	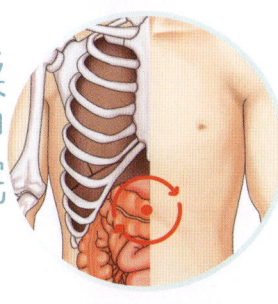	夜啼 揉神门	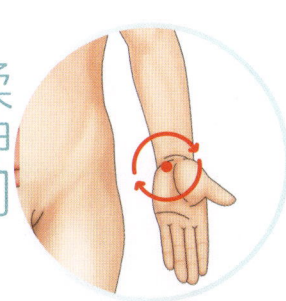
发热 推天柱骨		自汗 揉足三里	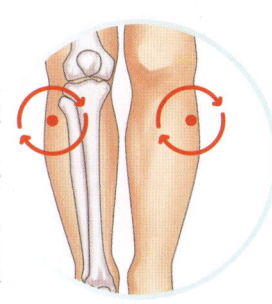

目录

写在前面 用双手呵护孩子的健康

孩子有特定的推拿穴位，和大人不同　　　　　　　　•12
孩子体质不同，推拿方法不同　　　　　　　　　　　•13
快速找到孩子的穴位　　　　　　　　　　　　　　　•17
小儿推拿基本手法　　　　　　　　　　　　　　　　•18
给孩子做推拿，要注意这些问题　　　　　　　　　　•22

PART 1 宝宝日常保健推拿
做好推拿保养，孩子无病无忧

健脾益胃　　摩腹、捏脊调脾胃，孩子消化好　　　　•24
健脾补肺　　补脾经、清肺经，孩子不积食、不感冒　•28
补中益气　　摩神阙和丹田，让孩子远离病邪　　　　•32
安神定惊　　捣小天心，孩子心神安宁更舒适　　　　•34
健脑益智　　调五经、揉百会，孩子聪明有办法　　　•36
强身健体　　按揉中脘、足三里，孩子身强体壮少生病•40
增高长个儿　按揉涌泉和命门，长高不再难　　　　　•44
缓解生长痛　揉膝眼、拿百虫，摆脱疼痛的困扰　　　•46

PART 2 小宝宝常见问题推拿护理
新生儿不适请别慌

宝宝吐奶　推胃经清胃火　　　　　　　　　　　　　50
宝宝口水多　推胃经、补脾经健脾和胃　　　　　　　54
宝宝脐炎　补脾经、推三关、摩神阙消炎止痛　　　　56
婴幼儿急疹　清天河水有助于去内热　　　　　　　　58
宝宝肠绞痛　顺时针摩腹止疼痛　　　　　　　　　　60
囟门晚闭　补脾经、揉板门，荣养气血促发育　　　　62
"胎黄"　清肝经和脾经，疏肝利胆健脾　　　　　　 64

PART 3 孩子呼吸系统常见病推拿
孩子呼吸顺，爸妈少操心

发热　清天河水、推六腑，热退体自安　　　　　　　66
感冒　开天门、运太阳，外感不发愁　　　　　　　　70
咳嗽　补肺经、推膻中，止咳又化痰　　　　　　　　74
鼻炎反反复复　揉迎香通鼻窍好得快　　　　　　　　78
咽炎　揉天突、清天河水，让咽喉清凉如水　　　　　80
扁桃体炎　清肺经，清热泻火又止痛　　　　　　　　82
支气管哮喘　按揉天突和定喘，缓解哮喘有妙招　　　84
小儿肺炎　清肺经，泻肺火　　　　　　　　　　　　86

PART 4 孩子消化系统常见病推拿
让孩子不积食、吃饭香、身体棒

积食	摩腹、捏脊轻松除	•90
吃饭不香	补脾经、揉板门能开胃	•92
饭后呕吐	推膻中、揉肚子就解决	•94
口臭	推脾经，清脾胃之火	•96
腹泻	分清寒热，揉揉肚子可缓解	•98
便秘	揉板门、摩腹，轻松通便	•102
肥胖	揉中脘和天枢，告别小胖墩	•104
腹痛	揉足三里、中脘，止痛快	•106

PART 5 孩子泌尿系统常见病推拿
妙手护肾，养好孩子先天之本

尿频	补肾经肾气足	•110
尿床	揉百会、按气海，补肾止遗	•114
肾盂肾炎	按揉肾俞、摩丹田能缓解	•118
血尿	按揉水道助消炎	•120

PART 6 孩子五官皮肤常见病推拿
还孩子一个漂亮的面子

- 湿疹　清肺经，宣肺清热除疹　·122
- 鹅口疮　清天河水、清肝经减痛苦　·124
- 口腔溃疡　推胃经好得快　·126
- 牙痛　拿捏合谷辅助止痛　·128
- 近视　按揉睛明、开天门，让眼睛变明亮　·130
- 斜视　揉太阳，醒脑开窍护视力　·132

PART 7 孩子突发症状推拿
意外伤害巧应对

- 中暑　推六腑、清天河水清凉解暑　·134
- 晕车晕船　找到内关穴揉一揉　·138
- 鼻出血　按揉迎香帮止血　·140
- 突然休克　掐按人中来急救　·144

PART 8 孩子心理行为异常推拿
让孩子无忧无虑,快乐成长

- 睡觉不安稳、爱哭闹　补肾经、揉百会安心神　• 146
- 睡觉爱出汗　清肺经能敛汗　• 148
- 儿童多动综合征　按揉百会和神门有助于改善　• 150
- 抽动障碍　清肝经、清心经、开天门三管齐下　• 154

附录
孩子四季保健推拿　• 157

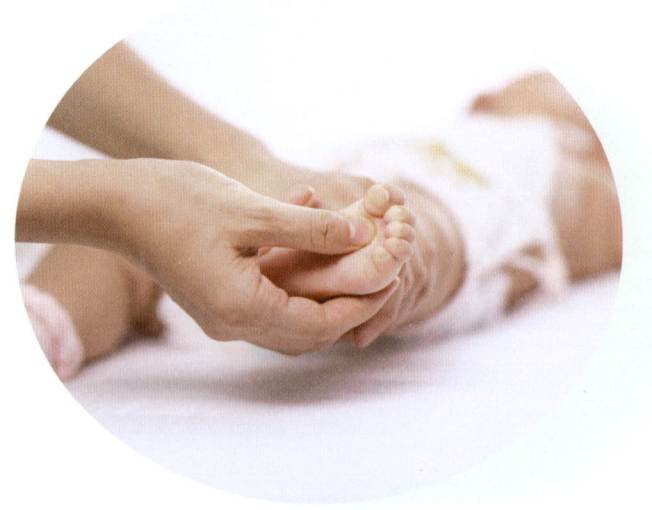

写在前面

用双手呵护孩子的健康

孩子有特定的推拿穴位，和大人不同

虽然小儿推拿的原理和成人推拿一样，都是以刺激穴位、疏通经络作为治病保健的基础。但是小儿推拿有它的特殊性，即有一些推拿穴位是儿童所特有的。

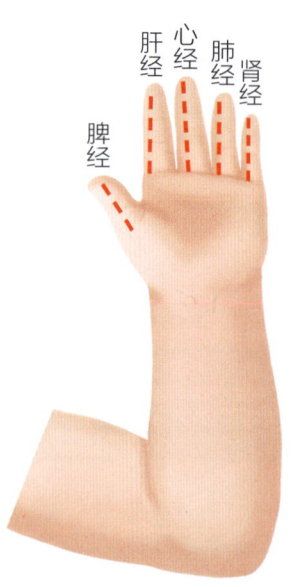

儿童的五个手指分别对应脾、肝、心、肺、肾

小儿推拿中，五个手指头分别与脾、肝、心、肺、肾相对应，推拿孩子的五个手指头就有调理五脏的效果。对应的顺序分别是：拇指对应脾经，食指对应肝经，中指对应心经，无名指对应肺经，小指对应肾经。

儿童穴位不仅有点状的，还有线状、面状的

小儿推拿穴位分布在全身各处，既有点状穴，也有随经络走向呈现线状的，还有随着身体区域性反应而呈现面状的。如一窝风、二扇门、小天心等都是点状的；三关、天河水、六腑、攒竹等都是线状的；腹部、胁肋都是面状的。

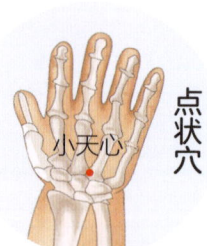
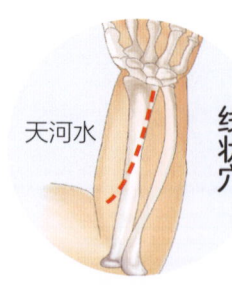
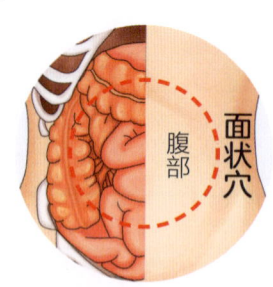

儿童推拿穴位和成人推拿穴位，有相同，有不同

儿童推拿有的穴位在应用方面和成人是相同的，比如关元、太阳、人中、足三里等穴；也有与成人推拿截然不同的，比如儿童的天门穴又称攒竹穴，和成人的攒竹穴名称相同，但位置不同。

孩子体质不同，推拿方法不同

中医提倡"因人制宜"，就是说要根据每个人的不同情况来治病。同样，给孩子做推拿也要根据孩子的体质采取不同的推拿方法，这样才能达到祛病强身的效果。

中医将孩子的体质分为健康、寒、热、虚、湿五种类型。

1 健康体质

体质特征： 这类孩子的身体比较壮实，精神饱满、面色红润、大小便正常。

推拿保健： 可经常给孩子摩腹、捏脊，促进生长发育。

饮食调养： 平时要坚持营养均衡，合理膳食，这样就能使孩子保持健康。

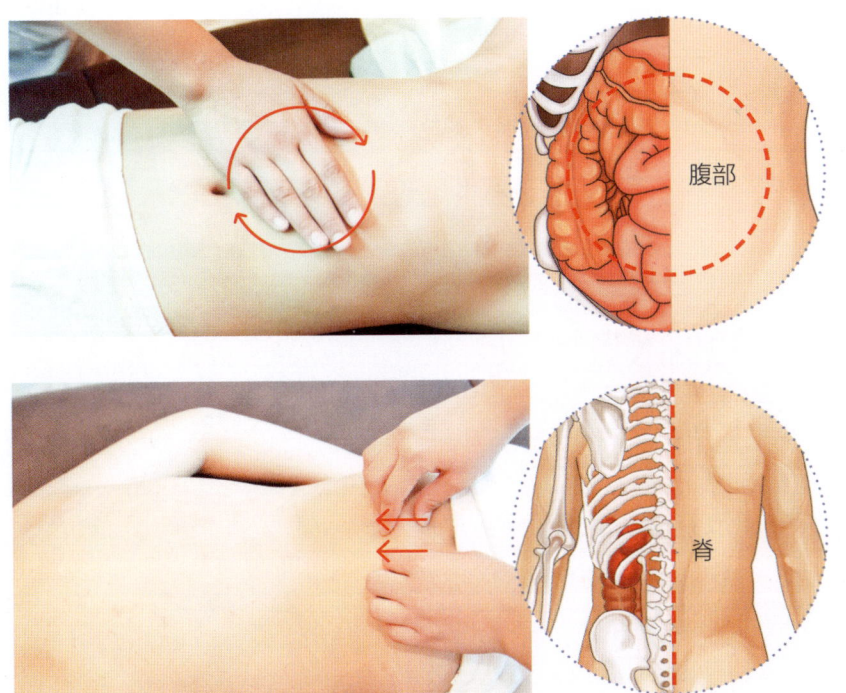

2 寒型体质

体质特征： 这类孩子手脚冰凉、面色苍白、不爱活动，吃生冷的食物容易腹泻。

推拿保健： 可每天给孩子按揉外劳宫50~100次，捏脊2~3次。

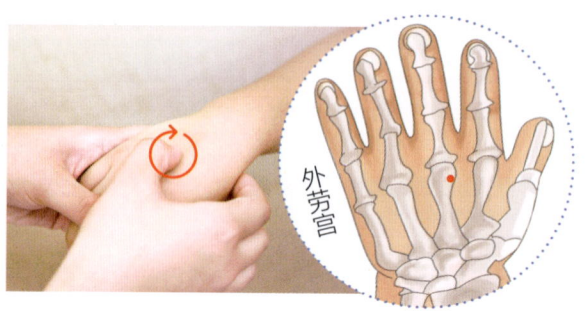

饮食调养

中医认为，寒性食物易伤脾胃，多吃一些温性、热性食物有助于补养脾胃。

宜吃食物 ✓	鸡肉	羊肉	核桃
忌吃食物 ✗	西瓜	冬瓜	丝瓜

3 热型体质

体质特征： 这类孩子身体壮实，面赤唇红，恶热喜凉，平常喜欢喝冷饮；脾气暴躁易怒；大便秘结；易患咽喉炎，感冒后易发热。

推拿保健： 可每天给孩子清天河水（在孩子前臂内侧正中线，自腕至肘成一直线）100~300次。

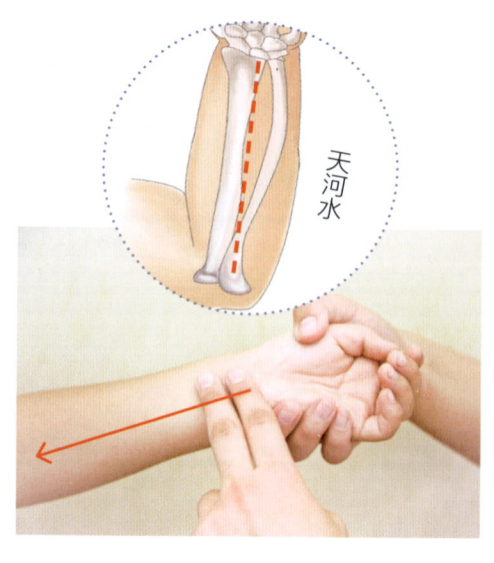

饮食调养

热型体质的孩子平时可适量吃些寒凉甘淡的食物，少吃肥甘厚腻的热性食物。

宜吃食物 ✅	冬瓜		萝卜		绿豆	
	芹菜		西瓜		梨	
忌吃食物 ❌	辣椒		荔枝		羊肉	

4 虚型体质

体质特征： 这类孩子容易出汗、面色发黄、易疲倦、饭量较少。

推拿保健： 可经常给孩子补脾经、肺经、肾经各 50~100 次，即在孩子的拇指、无名指、小指，从指尖直推向指根。

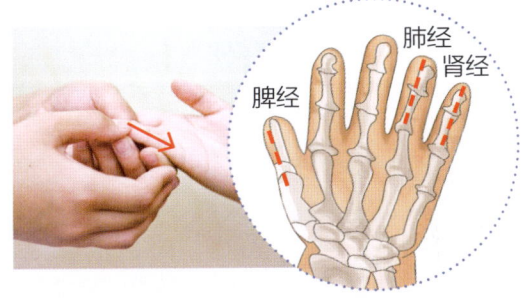

饮食调养

体虚的孩子平时宜吃些调补气血的食物，少吃或不吃生冷苦寒食品。体内气血充足，孩子身体才更健康。

宜吃食物 ✅	木耳		桂圆		核桃	
	红枣		鸡肉		羊肉	
忌吃食物 ❌	绿豆		苦瓜		西瓜	

5 湿型体质

体质特征： 这类孩子一般都喜欢吃甜腻的食物，而且大多形体肥胖、动作迟缓。

推拿保健： 可每天给孩子捏脊 2~3 次，揉板门 100 次（揉孩子的大鱼际最高点）。

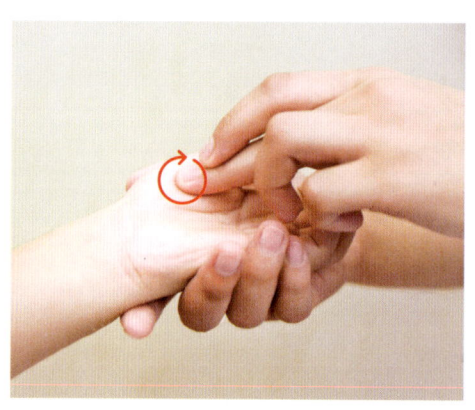

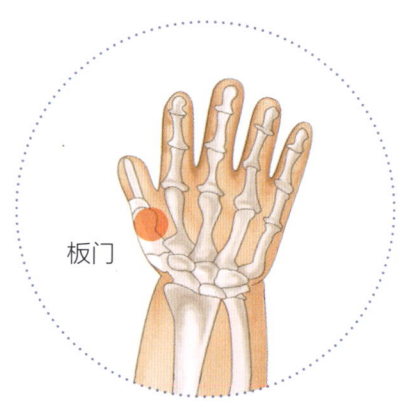

板门

饮食调养

湿型体质的孩子饮食应以健脾祛湿化痰为主，不宜吃甜腻酸涩食物。

宜吃食物 ✓	冬瓜	海带	鲫鱼
	扁豆	橙子	梨
忌吃食物 ✗	糕点	蜂蜜	冷饮

快速找到孩子的穴位

"穴位"是"腧穴"的俗称,又称"气穴","腧"通"输",有传输的意思。"穴"即空隙。穴位推拿可以调和脏腑、疏通经络、平衡阴阳、促进气血畅通,有益于身体健康。

取穴的方法很多,以被推拿者的手指为标准进行取穴的方法,称为"手指同身寸取穴法"。因个人手指的长度和宽度与其他部位有一定的比例,所以可用被推拿者本人的手指来测量定穴。手指同身寸取穴法是最常用和最简便的取穴方法。

1 1寸

以被推拿者拇指指关节的宽度作为1寸。

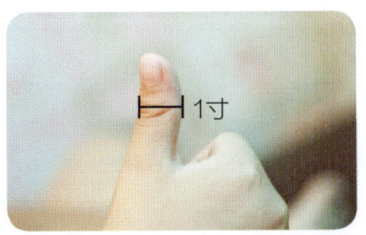

2 1.5寸

以被推拿者的食指和中指并指的宽度作为1.5寸。

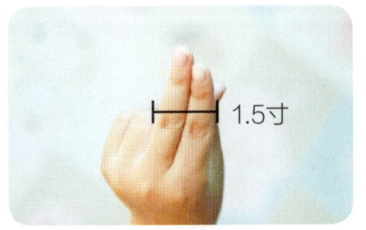

3 2寸

以被推拿者的食指、中指和无名指并指的宽度作为2寸。

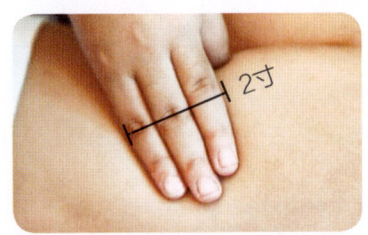

4 3寸

被推拿者将食指、中指、无名指、小指并拢,以中指中节横纹处为准,四指宽度作为3寸。又称"一夫法"。

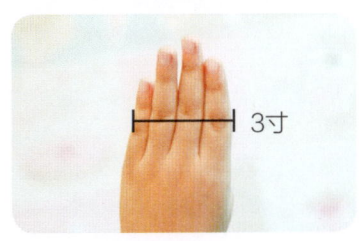

小儿推拿基本手法

1 推法

推法通常分为直推法、旋推法、分推法和合推法。

直推法： 用拇指桡侧缘或指腹，或食、中指指腹从穴位上做单方向的直线推动，称为直推法。该方法是小儿推拿常用手法，常用于线状穴位，如开天门、推大肠、推天柱骨、推三关等。

旋推法： 用拇指指腹在穴位上做顺时针方向旋转推动，称为旋推法。推时仅靠拇指小幅度运动。该法主要用于五指螺纹面，作用于五经穴，如旋推脾经、肺经、肾经等。

分推法： 用双手拇指桡侧缘或指腹自穴位中间向两旁做分向推动，称分推法。该方法轻快柔和，能分利气血，适用于线状穴位，比如分推坎宫。

合推法： 用两拇指指腹自线状穴的两端向穴中推动合拢，称为合推法。该方法可以和阴阳、通气血，适用于线状穴位。

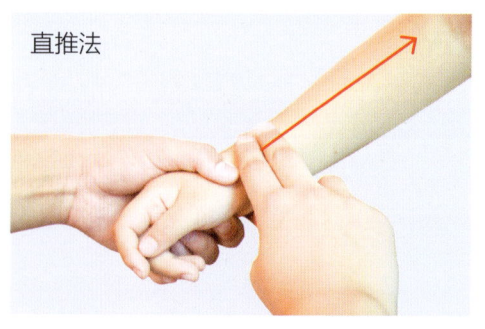

直推法

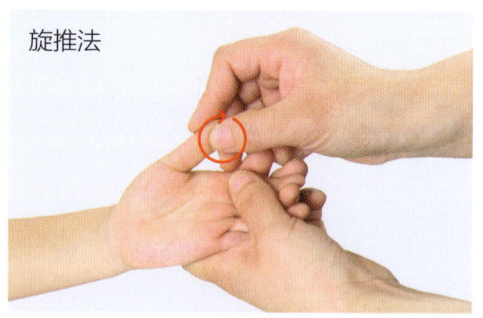

旋推法

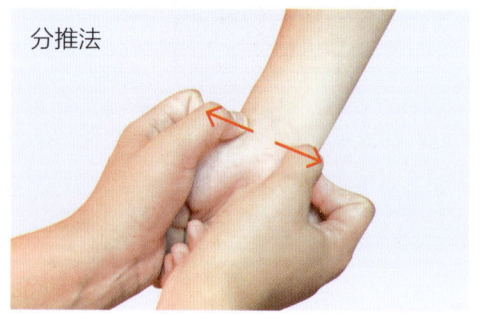

分推法

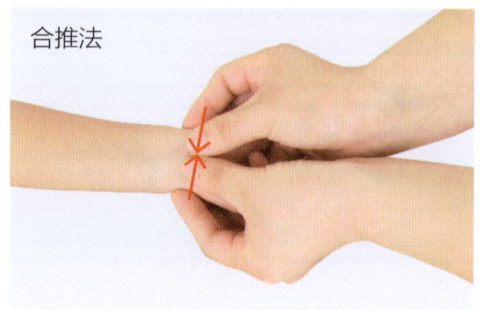

合推法

2 揉法

推拿方法： 用指端或大鱼际或掌根，在某个部位或者穴位上做顺时针或者逆时针方向旋转揉动。

手法要领： 操作时指或掌紧贴皮肤而不移动，发力使该处的皮下组织随指或掌的揉动而滑动。手法要温和，多在疼痛部位或强力手法后应用。

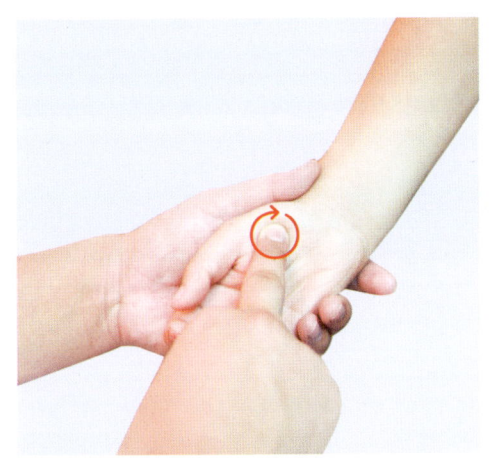

3 按法

推拿方法： 用指腹或掌根直接按压在穴位上施加压力即可。

手法要领： 按时，力量要稳稳地由轻而重，当孩子感到一定压迫感后，持续数秒，放松再按。

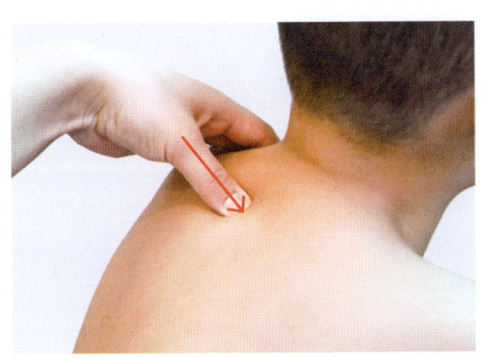

4 摩法

推拿方法： 用手掌掌面或食、中、无名指指面附着于穴位上，做环形的、有节律的摩旋即可。

手法要领： 操作时，用手掌或手指在皮肤表面做回旋性摩动，作用温和而浅，仅在皮肤及皮下。该方法常用于推拿前的导引和推拿后的放松。

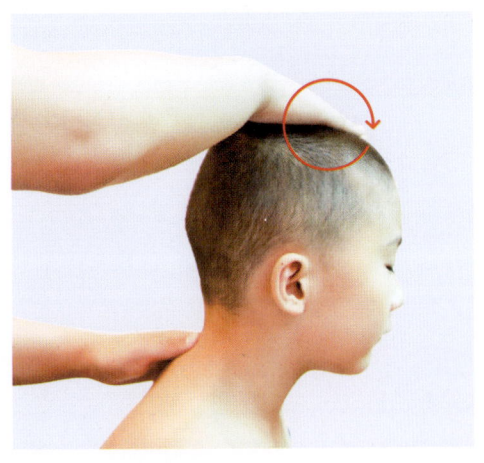

5 搓法

推拿方法： 用双手掌夹持孩子肢体的某一个部位，相对用力地快速揉搓，并做上下往返移动。

手法要领： 双手用力均匀，夹住孩子肢体时不要过于用力，动作灵活连贯。搓动要快，移动要慢。

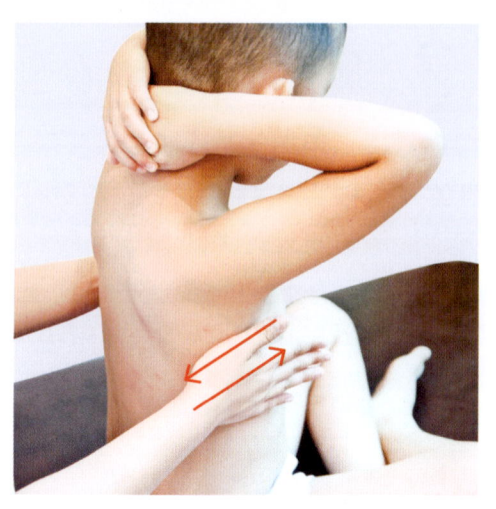

6 抖法

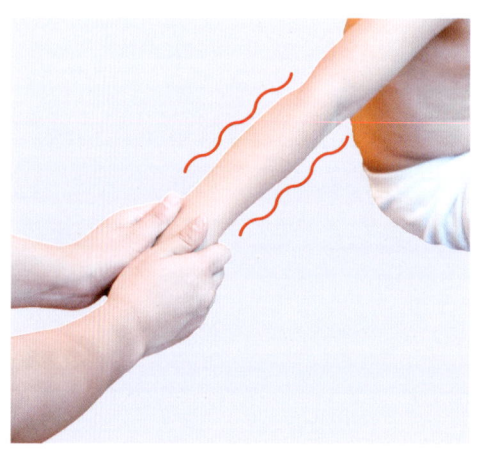

推拿方法： 抖动身体的手法，适用于上肢，有舒缓筋骨的作用。

手法要领： 抖动时将孩子肢端握住，用频率高、幅度小的力量使肢体做波浪式抖动，抖法一般作为上肢推拿的结束手法。

7 擦法

推拿方法： 用手掌、大鱼际或小鱼际着力于选定的部位，沿直线来回摩擦的手法。

手法要领： 沿直线往返，着力部位要紧贴皮肤，力度要适中。

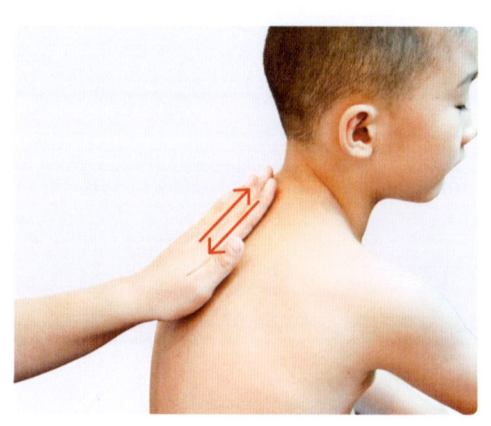

8 叩法

推拿方法： 用指或者掌等叩打孩子身体的一种手法，多用于四肢及腰部。快速叩打能使肌肉兴奋，轻而缓慢的叩打能舒筋活络。

手法要领： 用腕发力，由轻到重，由慢而快或快慢交替进行。动作要灵活，发力要有弹性。

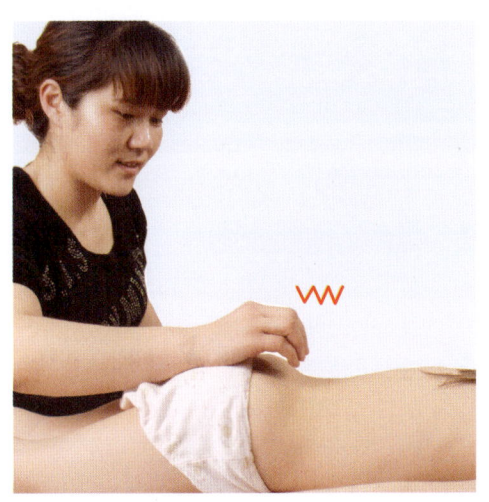

9 拿法

推拿方法： 用拇指和食指、中指，或者用拇指和另外四指对称用力，提拿某个部位或穴位，做一紧一松的拿捏。

手法要领： 迅速拿起肌肉组织后，稍等片刻再松手复原。

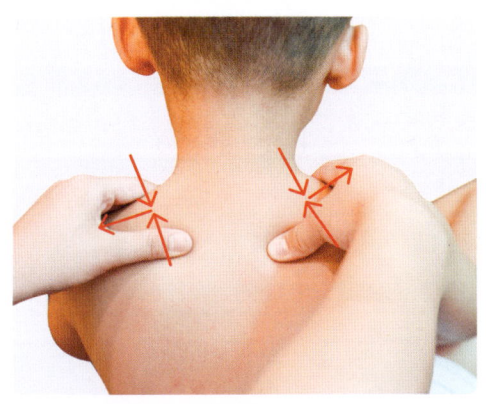

给孩子做推拿，要注意这些问题

小儿推拿的注意要点

1. **注意室内环境和温度**：室内要保持空气流通、安静，温度、湿度要适宜，以防孩子着凉。
2. **推拿前修剪指甲**：给孩子做推拿前要将指甲修剪圆滑，避免在推拿过程中划破孩子的皮肤。
3. **注意手要温热**：如果双手比较凉，要先将手搓热，以免引起孩子的不适。
4. **注意推拿顺序**：推拿时一般先头面，次上肢，再胸腹腰背，最后是下肢。也可以先重点，后一般；或先主穴，后配穴。拿、捏、掐、捣等强刺激手法，除急救外，通常放在最后操作。
5. **注意推拿次数**：每天推拿1次，急症、重症可每天2~3次，慢性疾病可隔天1次。
6. **分清补和泻**：一般来说，顺、上、轻、缓为补，逆、下、重、急为泻。比如顺经操作为补，逆经操作为泻；穴位推拿向指根方向直推为补，向指尖方向直推为泻；轻刺激为补，重刺激为泻；缓摩为补，急摩为泻。
7. **注意手法**：推拿手法既要注意孩子的体位姿势，以使孩子舒适为度，又要消除孩子的排斥心理。

小儿推拿的适应证和禁忌证

适应证

从年龄上看，小儿推拿适用于0~14岁的儿童。小儿推拿不仅能治病，还能起到预防疾病、日常保健、强身健体的作用，可促进孩子生长发育，强体、健脑、益智，促进食欲、帮助消化吸收，提高孩子的免疫力和抵抗力。

从适应证方面看，凡是儿科的内、外科疾病都适用，均有较好效果。临床效果较为显著的，包括一般发热类疾病和急慢性惊风、消化不良、呕吐、泄泻、便秘、腹胀、腹痛、痢疾、积食、痫症、咳嗽、夜啼、遗尿、腮腺炎、口疮、多动症、生长痛等常见病和疑难杂症，能够免除孩子打针吃药的痛苦。

禁忌证

小儿推拿属于外治疗法，安全可靠，适应范围广，疗效显著，容易被孩子和家长接受。但为防止发生意外事故，必须严格掌握其禁忌证。

某些急性传染病，如水痘、肝炎、肺结核、猩红热等；出血性疾病及正在出血和内出血的部位；骨与关节结核和化脓性关节炎；烧伤、烫伤和皮肤破损的局部；各种皮肤病患处；骨折早期；非常虚弱的危重病患儿和患有严重的心脏、肝、肾疾病；各种恶性肿瘤的局部。以上这些都不宜做推拿。

PART 1

宝宝
日常保健推拿

做好推拿保养，孩子无病无忧

健脾益胃
摩腹、捏脊调脾胃，孩子消化好

看视频 跟着学

中医认为，脾胃同为"气血生化之源"，是"后天之本"。脾胃虚弱会使孩子对食物的消化、吸收、转化利用等能力下降，导致营养不良、体虚、免疫力下降等，从而引发各种疾病，因此给孩子调理脾胃是强身健体、防治疾病的基础。

捏脊让孩子胃口大开

有一个5岁的小男孩，长期胃口不好、吃饭不香，还挑食，所以一天天消瘦下去。孩子妈妈问我有什么方法可以让孩子开胃。我通过诊断发现，孩子是因为脾胃不和引起的消化不良。我让妈妈每天给孩子捏脊1~2次，一次捏2~3遍，以脊柱两侧皮肤微有潮红为度，坚持做一段时间。

大概过了一个月，孩子吃饭香了，不挑食了，身体也壮了。

1 摩腹

取穴定位： 整个腹部。

推拿方法： 将掌心放在孩子腹部，做顺时针方向摩腹50次，再做逆时针方向摩腹50次。

功效主治： 摩腹有健脾益胃的功效，可以帮助孩子消化。主治呕吐、恶心、腹泻、便秘等。

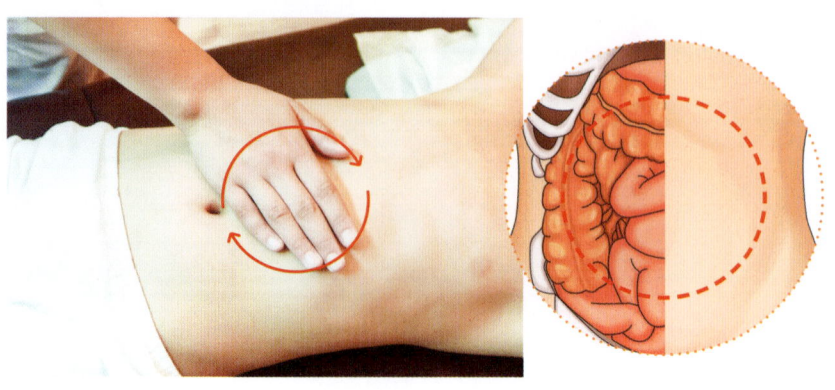

② 捏脊

取穴定位： 后背正中，整个脊柱，从大椎至长强成一条直线。

推拿方法： 由下而上提捏孩子脊旁1.5寸处3~5遍，每捏三次向上提拿一次。提捏力度要适中。

功效主治： 捏脊可促进孩子气血运行，改善脾胃功能。主治积食、腹泻、呕吐、腹痛、便秘等。

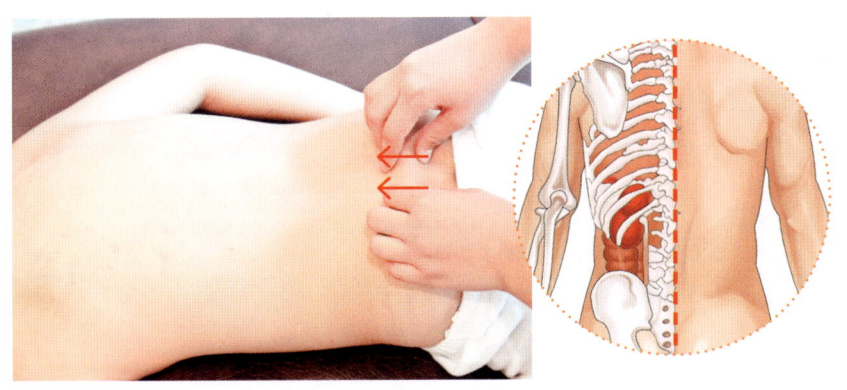

③ 补脾经

取穴定位： 拇指桡侧缘指尖到指根成一直线。

推拿方法： 用拇指指腹从孩子拇指尖向指根方向直推脾经100~300次。

功效主治： 补脾经能健脾益胃。主治消化功能较差，营养不良。

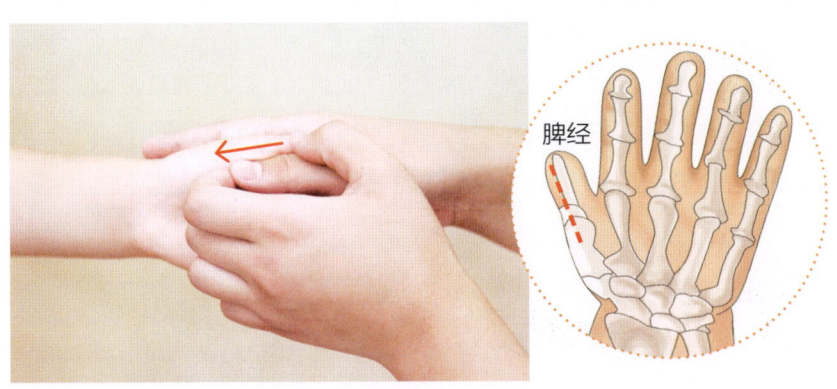

4 按揉足三里

取穴定位： 外膝眼下 3 寸，胫骨旁 1 寸，左右各一。
推拿方法： 用拇指指腹顺时针按揉足三里 30~50 次。
功效主治： 按揉足三里有健脾和胃、调中理气的作用。主治腹胀、腹痛、便秘、腹泻等问题。

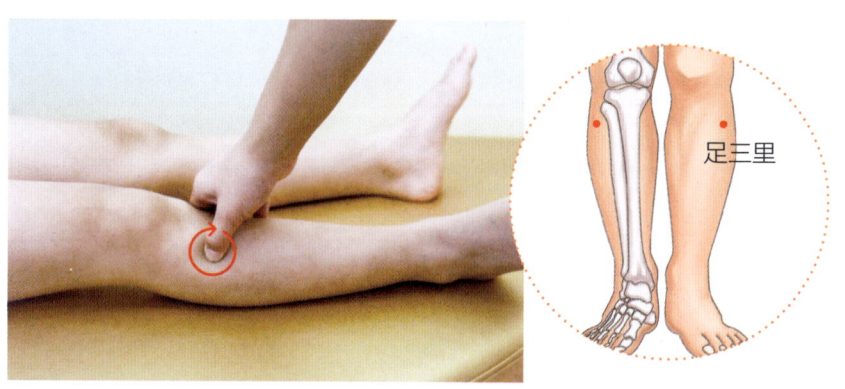

5 按揉胃俞

取穴定位： 背部第 12 胸椎棘突下，旁开 1.5 寸，左右各一。
推拿方法： 用拇指指腹按揉孩子胃俞穴 10~30 次。
功效主治： 按揉胃俞能够健脾和胃、促进食物消化。主治胃脘疼痛、呕吐、腹胀、肠鸣、积食等。

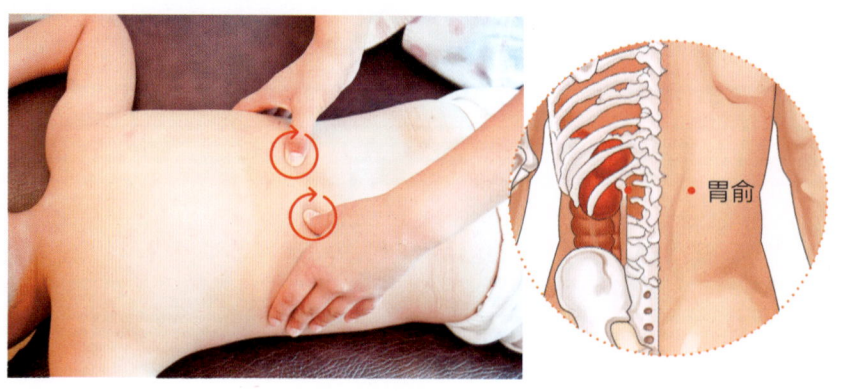

6 清胃经

取穴定位： 拇指第1掌骨桡侧缘。

推拿方法： 用拇指指腹从孩子大鱼际外侧缘掌根处向拇指根直推50~100次。

功效主治： 清胃经有清中焦湿热的作用，可以降逆和胃、疏泻胃火，调理脾胃不和。

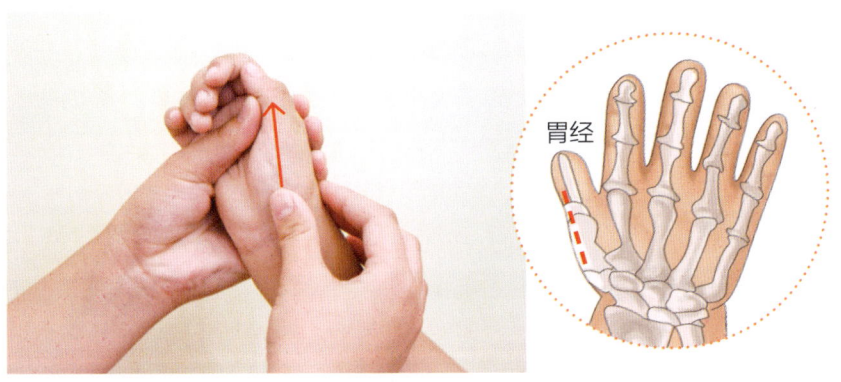

★★★ 健脾益胃明星食材 ★★★

玉米	富含膳食纤维，刺激肠蠕动，辅治便秘
南瓜	健胃消食，保护胃肠黏膜
红薯	富含膳食纤维，促进肠道蠕动，预防便秘
苹果	消热除烦，健胃消食
莲子	补脾止泻、益肾，适合肠胃功能不好的孩子食用
牛肉	培补脾胃，补虚强体

健脾补肺
补脾经、清肺经，孩子不积食、不感冒

看视频 跟着学

中医认为，小孩子很多与肺有关的问题都是饮食不当引起的。小孩子脏腑娇嫩，脾胃吸收、消化食物的功能还不完善。脾属土，肺属金，土生金，所以脾是"母亲"，肺是"孩子"，如果"母亲"出了问题，"孩子"也会有不足。所以，脾胃受损，肺也会随之受到影响；肺受损，也会影响脾胃。父母不要等到孩子已经发热、咳嗽，才想办法治疗，平时给孩子做做推拿调理，可以预防疾病。

补脾经、清肺经，防治孩子感冒

有个6岁的小女孩，体质很虚弱，动不动就感冒。感冒的时候，父母带她到处寻医问药，可每次都是暂时治好了，过一阵子又犯了。女孩妈妈还告诉我，孩子经常排便不畅，有时候3~4天才排一次大便。这是典型的脾肺不和症状。我告诉她一个方法：每天分别在孩子拇指尖至指根（脾经）直推100~300次，再在无名指指根至指尖（肺经）直推100~300次。她坚持了半年多时间，孩子感冒的频率降低了，大便也正常了。

1 补脾经

取穴定位： 拇指桡侧缘指尖到指根成一直线。

推拿方法： 用拇指指腹从孩子拇指尖向指根方向直推脾经100~300次。

功效主治： 补脾经可以健脾益胃，增强消化功能。主治消化不良、泄泻、呕吐等。

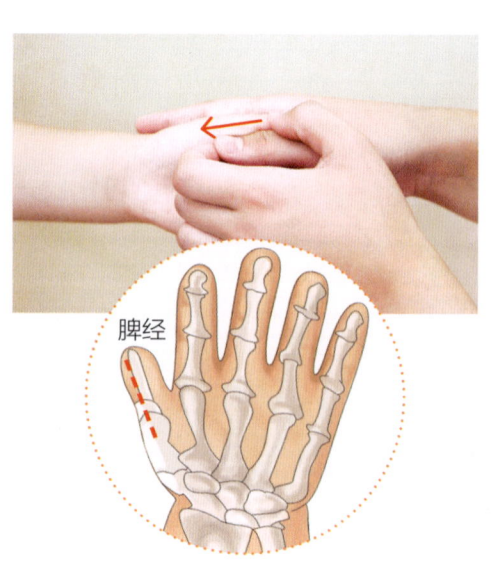
脾经

2 清肺经

取穴定位： 无名指掌面从指尖到指根成一直线。

推拿方法： 用拇指指腹从孩子无名指根部向指尖方向直推肺经100~300次。

功效主治： 清肺经有宣肺清热、疏风解表、化痰止咳的功效。主治孩子感冒、发热、胸闷、咳嗽、气喘、痰鸣、便秘等。

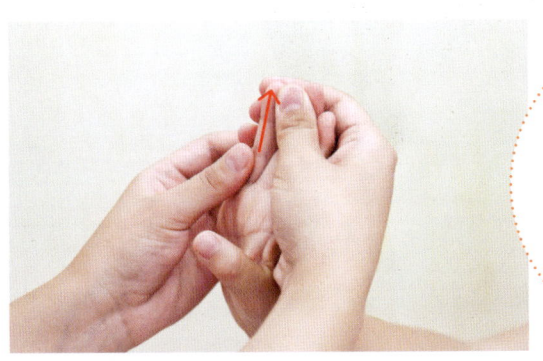 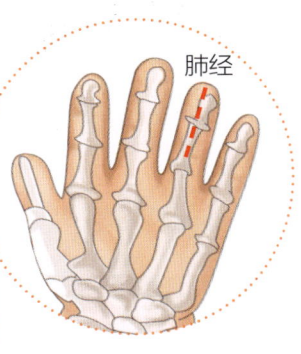

3 揉外劳宫

取穴定位： 手背中心，第2、3掌骨之间，掌指关节后0.5寸，与内劳宫相对处。

推拿方法： 用拇指指端按揉孩子外劳宫50~100次。

功效主治： 按揉外劳宫有温阳散寒、增强免疫力的作用，对于因风寒引起的感冒、腹胀、腹泻、肠鸣等有良好的调理作用。

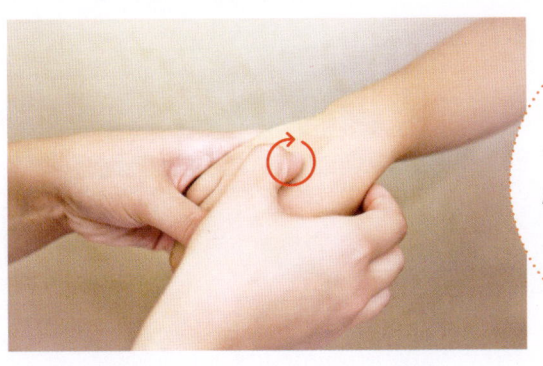 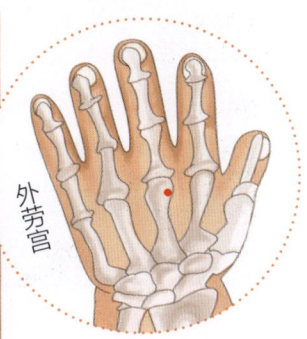

4 拿肩井

取穴定位： 在大椎与肩峰连线的中点，肩部筋肉处。

推拿方法： 用拇指和食中二指对称用力提拿肩井穴3~5次。

功效主治： 拿肩井可以疏通气血、振奋阳气，日常可预防感冒。

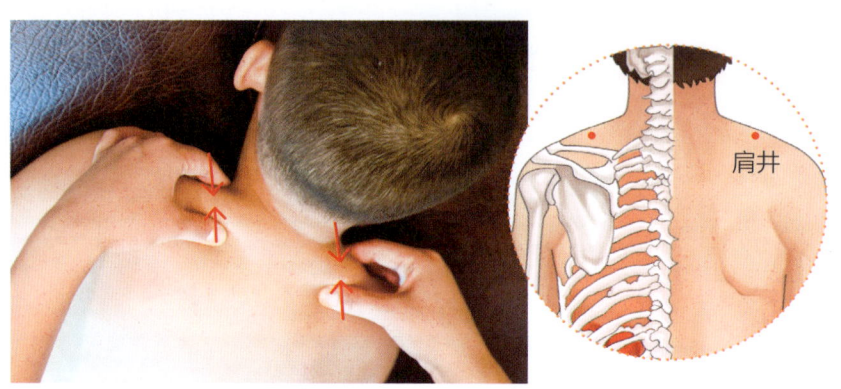

5 按揉肺俞

取穴定位： 在背部，第3胸椎棘突下，旁开1.5寸，左右各一。

推拿方法： 用两手拇指指腹按揉孩子肺俞穴50~100次。

功效主治： 按揉肺俞穴可补肺益气、止咳化痰。主治感冒、咳嗽、胸闷、气喘等症。

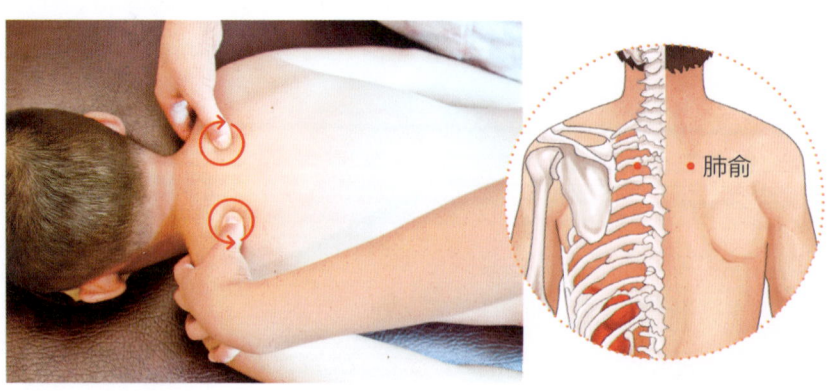

6 掐揉二扇门

取穴定位： 双手掌背中指根本节两侧凹陷处。食中二指交界处为一扇门，中指与无名指交界处为二扇门。

推拿方法： 用拇指指端掐揉孩子二扇门50~100次。

功效主治： 掐揉二扇门有发汗解表、退热平喘的功效。主治感冒发热。

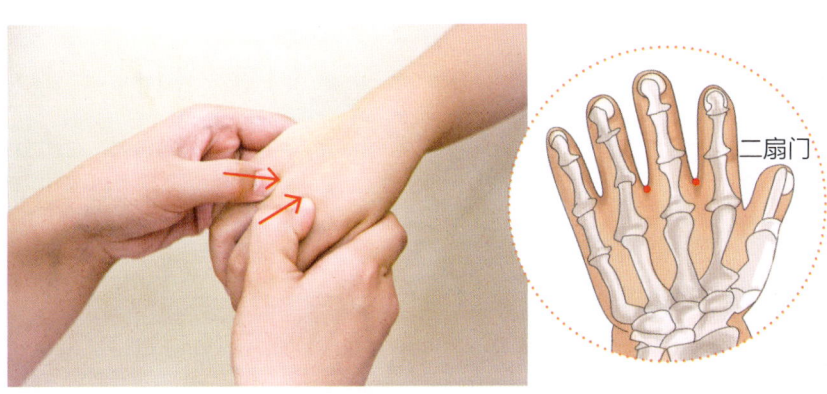

★★★ 健脾益肺明星食材 ★★★

山药	健脾益肺
红枣	补脾，帮助消化
白萝卜	滋阴润肺，止咳化痰
小米	补中益气，健脾益肺，和胃安神
胡萝卜	补脾胃，促消化
土豆	健脾益肺

补中益气
摩神阙和丹田，让孩子远离病邪

看视频 跟着学

孩子气虚，往往表现出气短乏力、容易出汗、精神萎靡、食欲不振等症状。平时经常做做推拿，能够帮孩子培补正气，使孩子身强体壮，恢复健康活力。

1 摩神阙

取穴定位：肚脐正中。

推拿方法：四指并拢，放置在孩子神阙穴上，按顺时针方向轻柔和缓地摩动，直到出现热感。

功效主治：摩神阙有温阳散寒、补益气血、健脾和胃、消积食、助消化的功效。主治脾虚泄泻、便秘、腹胀等症。

2 摩丹田

取穴定位：小腹部，脐下2~3寸的区域。

推拿方法：将四指并拢，放在孩子丹田穴上，按顺时针方向和缓地摩动，以出现热感为佳。

功效主治：摩丹田穴可培补肾气。主治因脾气、肾气虚弱引起的腹痛、泄泻、遗尿等症。

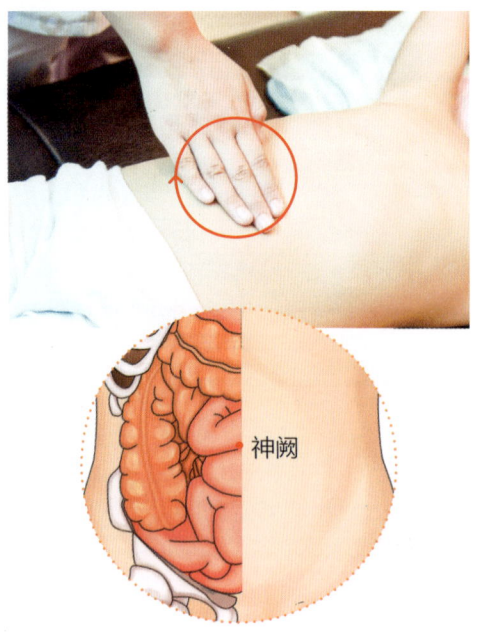

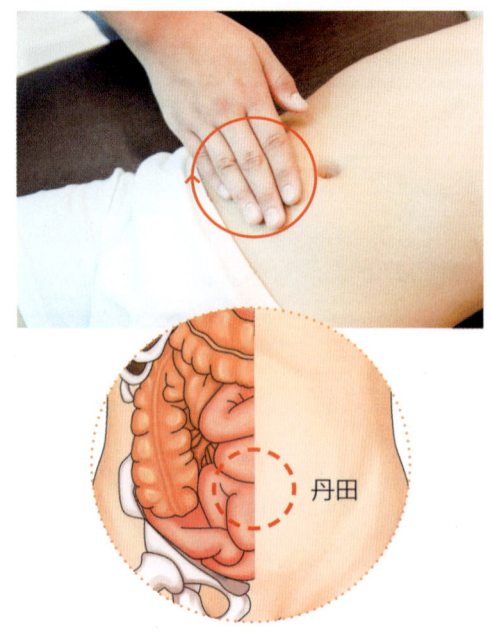

3 按揉足三里

取穴定位： 外膝眼下3寸，胫骨旁1寸，左右各一。
推拿方法： 用拇指脂腹在孩子足三里穴上顺时针按揉50~100次。
功效主治： 按揉足三里可以调和脾胃之气，使孩子脾胃运化顺畅。主治消化不良引起的腹泻、腹胀、恶心、呕吐等症。也是常用保健手法之一。

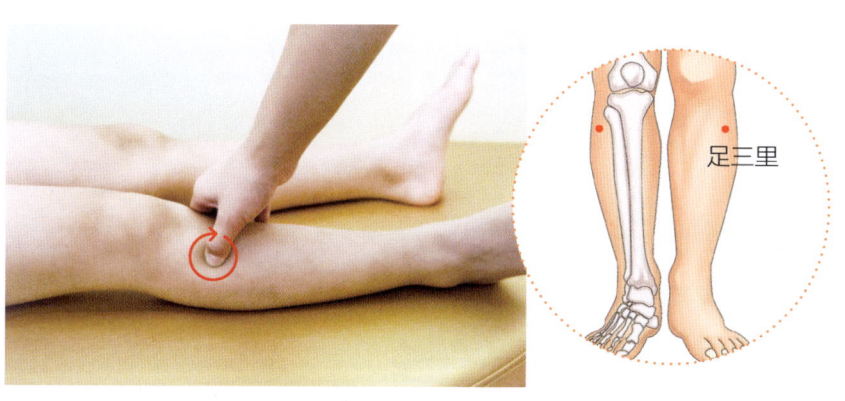

★★★ 补中益气明星食材 ★★★

红薯	补益脾胃之气
糯米	补气暖胃
莲藕	补气益血
蜂蜜	补中润燥，润肠通便
南瓜	补中益气，滋养脾胃
土豆	补脾益气

安神定惊
捣小天心，孩子心神安宁更舒适

看视频 跟着学

很多小孩子受到惊吓容易哭闹，有时候怎么都哄不住，这让很多父母费神。小孩因为心神怯弱，外界一有风吹草动就容易受到惊吓，日常生活中多给孩子做做推拿，可以保护孩子的心神不受外界侵扰。

1 捣小天心

取穴定位： 手掌大小鱼际交接的凹陷处。

推拿方法： 用中指指端或屈曲的指间关节捣小天心 20 次，节奏缓慢有力。

功效主治： 捣小天心有清热镇惊、安神明目的功效。主治惊风、夜啼、烦躁不安等。

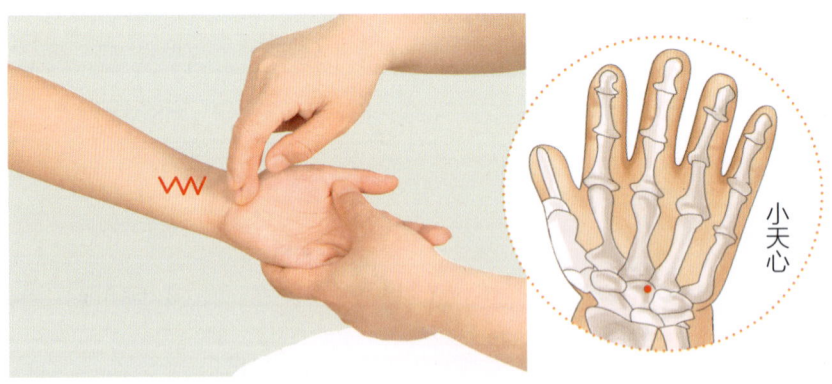

2 掐按精宁、威灵

取穴定位： 手背第4、5掌骨的缝隙间即精宁穴；手背第2、3掌骨的缝隙间即威灵穴。

推拿方法： 用拇指指甲适度着力，快速掐按孩子手背处的精宁穴、威灵穴各3~5次。

功效主治： 精宁、威灵二穴配合，可加强开窍醒神作用，治疗孩子受惊。

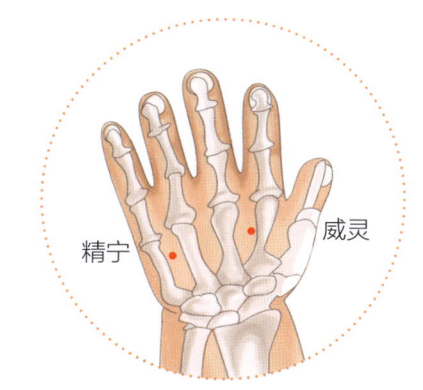

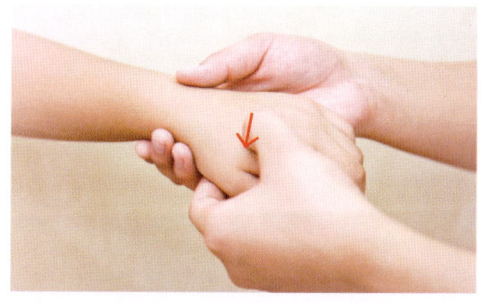
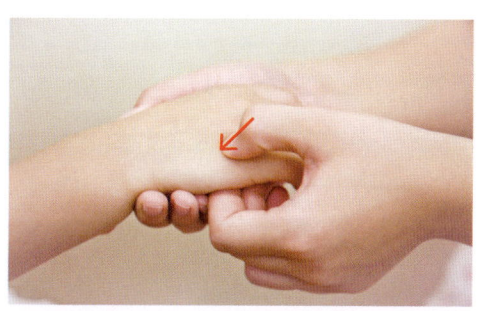

★★★ 安神定惊明星食材 ★★★

番茄	清热降火
西瓜	清心火，降暑热
胡萝卜	养心护心
红枣	养血护心
苦瓜	清热解毒
百合	养心安神

健脑益智
调五经、揉百会，孩子聪明有办法

看视频 跟着学

促进孩子的智力发育，让孩子头脑聪明，是每位父母的期盼。揉按穴位有助于改善脑部血液循环、提高大脑供氧量，从而增强记忆、健脑益智。

1 调五经

取穴定位：五经指的是心经、肝经、脾经、肺经、肾经，分别位于五根手指从指根到指尖一条直线上。

推拿方法：用拇指指腹分别在孩子的拇指、中指、无名指、小指上由指尖向指根方向直推，每指推 30~50 次；用拇指指腹在孩子的食指上，由指根向指尖方向直推 30~50 次。

功效主治：调五经能够呵护孩子的五脏，提高抵抗力。

2 按揉百会

取穴定位：在头顶正中线与两耳尖连线的交点处。该穴在孩子 2~3 岁才能完全长好出现，所以这个方法适合 3 岁以上儿童使用。

推拿方法：用拇指指腹轻轻按揉孩子的百会穴 10~20 次。

功效主治：按揉百会穴可促进脑部发育，有健脑益智的作用。

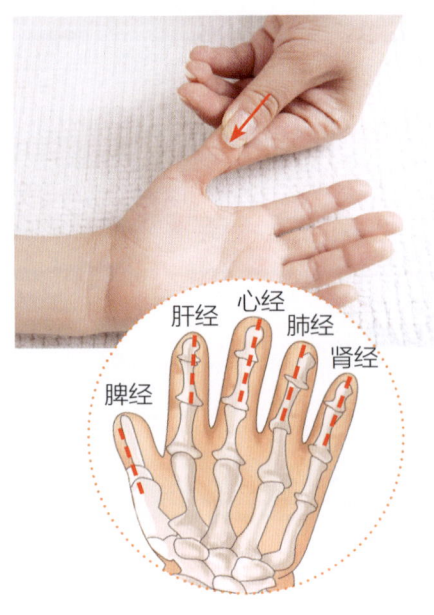

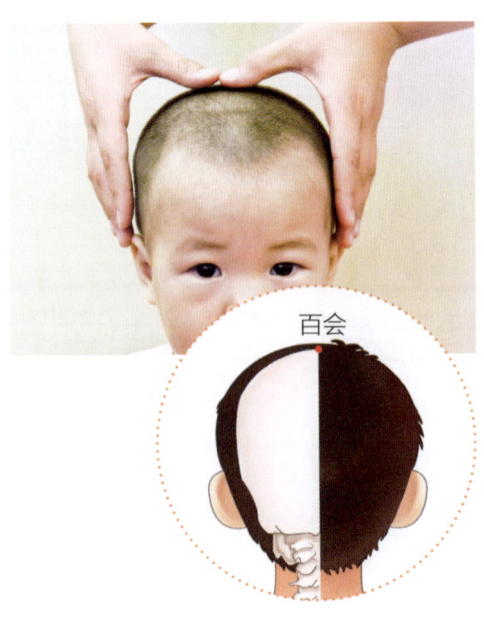

3 掐十宣

取穴定位： 在两手十指尖，靠近指甲处。

推拿方法： 推拿者在孩子双手的拇、食、中、无名、小指各掐3~5次。

功效主治： 掐十宣具有清热、醒脑、开窍的作用，经常掐十宣有助于提高孩子的智力。

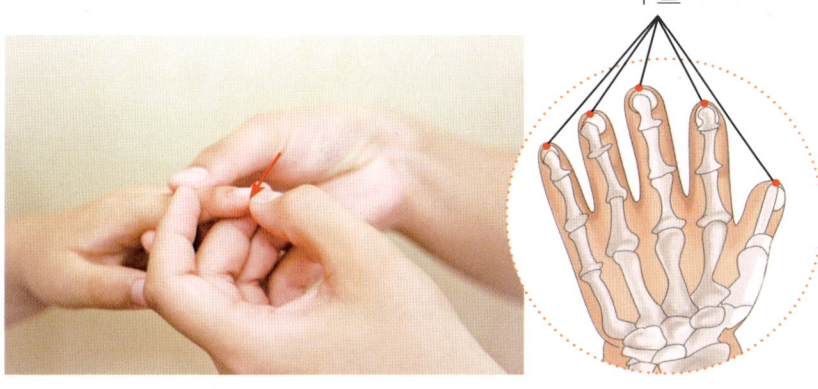

4 捏脊

取穴定位： 后背正中，整个脊柱，从大椎至长强成一条直线。

推拿方法： 由下而上提捏孩子脊旁1.5寸处3~5遍，每捏三次向上提拿一次。提捏力度要适中。

功效主治： 大脑通过脊髓和神经来支配、调节全身的活动。捏脊可以促进大脑发育，增强智力。

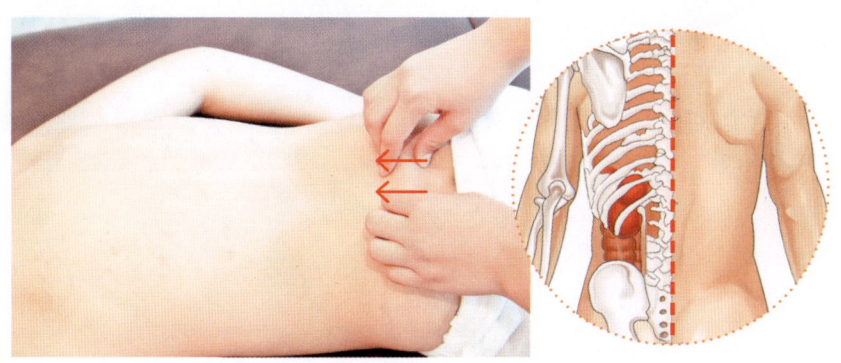

5 揉心俞

取穴定位： 在背部，第5胸椎棘突下，旁开1.5寸，左右各一。

推拿方法： 用食指、中指指端按揉孩子心俞穴20~30次。

功效主治： 揉心俞可以补益心气、安神益智。

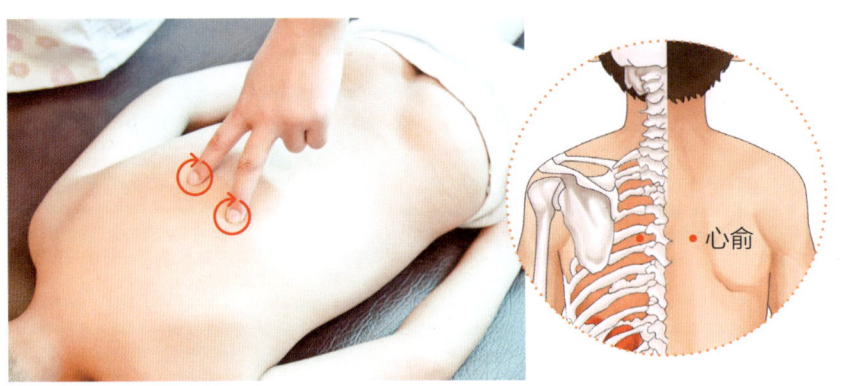

6 按揉肾俞

取穴定位： 第2腰椎棘突下，腰部正中线旁开1.5寸处，左右各一。

推拿方法： 用双手拇指指腹按揉孩子肾俞穴10~30次。

功效主治： 肾俞为肾气汇聚之处，长期按揉肾俞可温补肾阳、养髓健脑、增益智力。

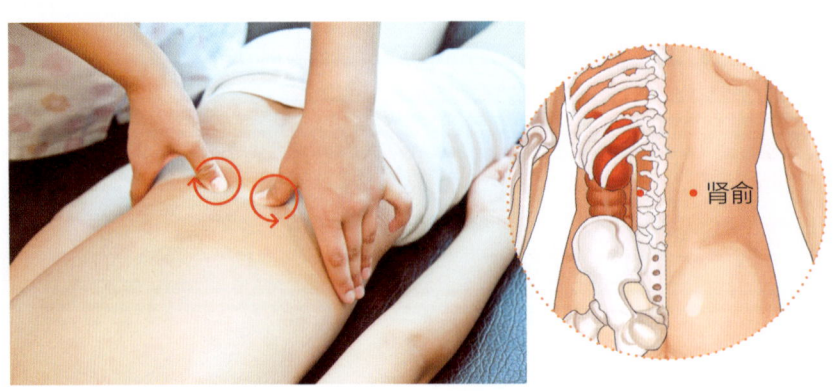

7 按揉涌泉

取穴定位： 足掌前 1/3 与后 2/3 交界处。
推拿方法： 用拇指指端按揉孩子涌泉穴 50~100 次。
功效主治： 按揉涌泉穴可改善睡眠、增益智力。

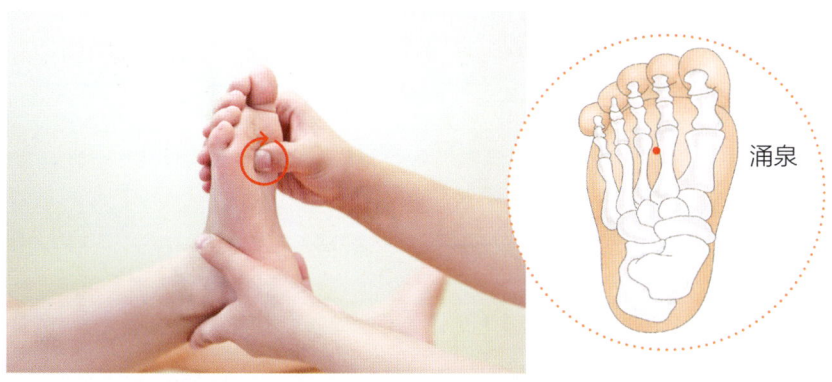

★★★ 健脑益智明星食材 ★★★

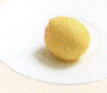 蛋黄	有助于增强孩子神经系统的功能	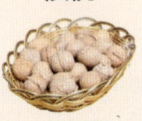 核桃	健脑，增强记忆力
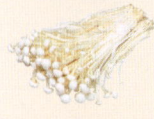 金针菇	增加大脑营养，提高孩子智力	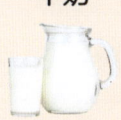 牛奶	补脑安神，促进睡眠
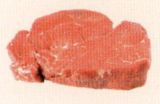 牛肉	健脾益智，增强记忆力	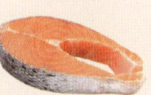 三文鱼	富含 Ω-3 脂肪酸，有助于孩子脑部发育

强身健体
按揉中脘、足三里，
孩子身强体壮少生病

看视频 跟着学

孩子身体强壮，免疫力自然就好，日常不易感冒、发热，家长能省不少心。要使孩子保持良好的体质，除了补充必需的营养之外，还可以经常给孩子做做推拿。在穴位上按按捏捏，能提高孩子的身体素质，让孩子身强体壮。

按揉中脘和足三里，让孩子身体强健

一对年轻的父母来找我，说他们 5 岁的儿子身体虚弱，动不动就感冒、咳嗽、发热，经常需要打针吃药，搅得全家人都不安宁。我告诉他们，孩子本就体质虚弱，长期打针吃药对身体影响更大。让孩子身体好起来的方法很简单，找到身体上的两个穴位——中脘、足三里，经常按揉，能够激活孩子自身的免疫系统，增强孩子体质。这对父母坚持做了半年时间，孩子的身体就慢慢结实起来了。

1 按揉中脘

取穴定位： 肚脐直上 4 寸。

推拿方法： 用右手中间三指顺时针按揉孩子中脘穴 3 分钟。

功效主治： 中脘穴是主管脾胃的重要穴位，经常按揉能增强脾胃功能，提高身体免疫力，强身健体。

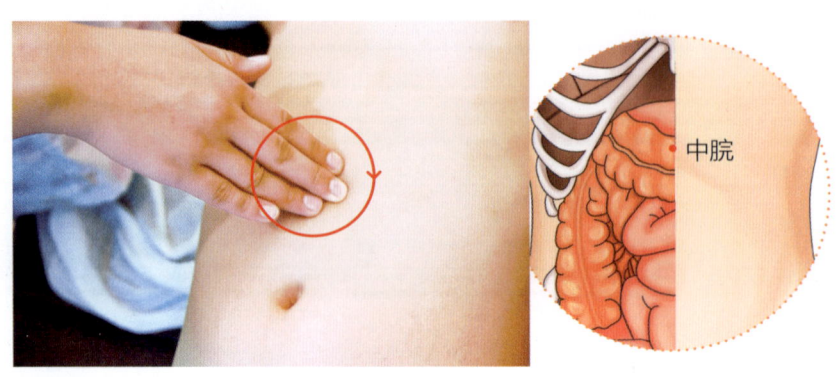

2 按揉足三里

取穴定位： 外膝眼下 3 寸，胫骨旁 1 寸，左右各一。
推拿方法： 用拇指指腹顺时针按揉孩子足三里穴 50 次。
功效主治： 足三里为保健常用穴，有健脾和胃、补中益气的功效，经常按揉能使孩子身体强健。

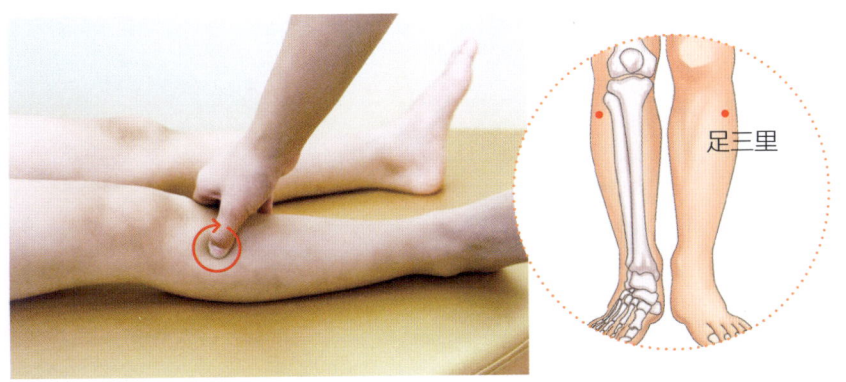

3 摩腹

取穴定位： 整个腹部。
推拿方法： 用右手中间三指顺时针摩孩子腹部 3 分钟。
功效主治： 中医认为，脾胃是气血生化之源。摩腹可以健脾助运，达到培补元气的作用，有益于全身保健。

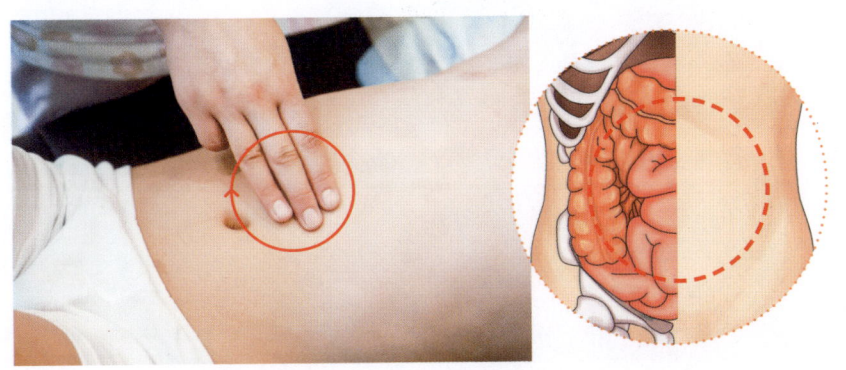

4 捏脊

取穴定位： 后背正中，整个脊柱，从大椎至长强成一条直线。

推拿方法： 由下而上提捏孩子脊旁 1.5 寸处 3~5 遍，每捏三次向上提拿一次。提捏力度要适中。

功效主治： 中医认为，孩子抵御外部风寒的能力弱，容易阴阳不调。捏脊可刺激督脉和膀胱经，调理阴阳、健脾理肺，从而达到提高免疫力的作用。

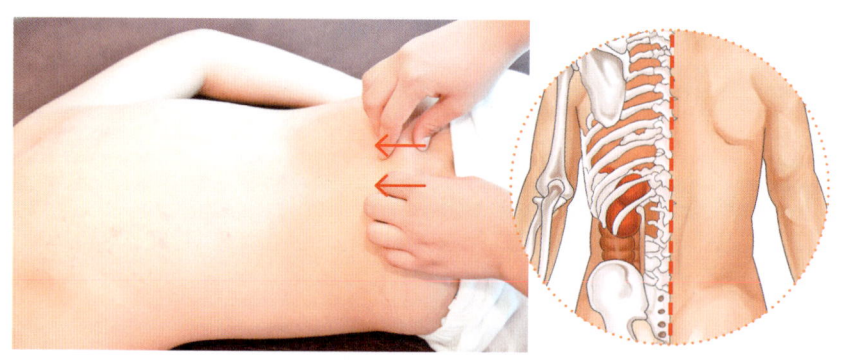

5 按揉肺俞

取穴定位： 在背部，第 3 胸椎棘突下，旁开 1.5 寸，左右各一。

推拿方法： 用两手拇指指腹按揉孩子肺俞穴 50~100 次。

功效主治： 按揉肺俞穴可补肺益气、增强体质。

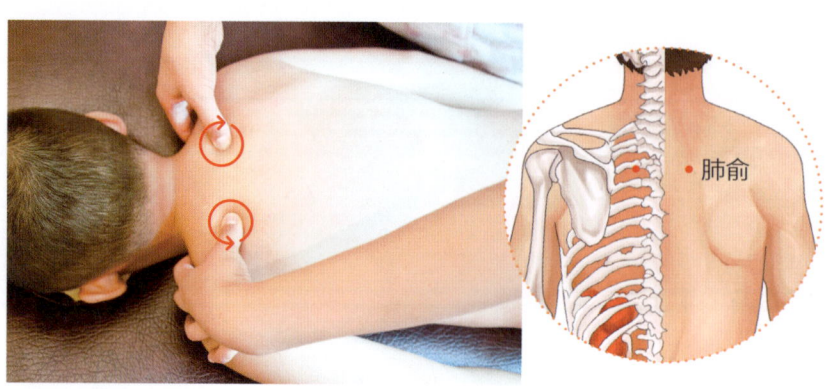

6 按揉三阴交

取穴定位： 内踝上 3 寸，胫骨内侧后缘凹陷处。

推拿方法： 用拇指或食指指端按揉孩子的三阴交穴 100~200 次。

功效主治： 按揉三阴交穴可活血通络、清利湿热、健脾助消化、强身健体。

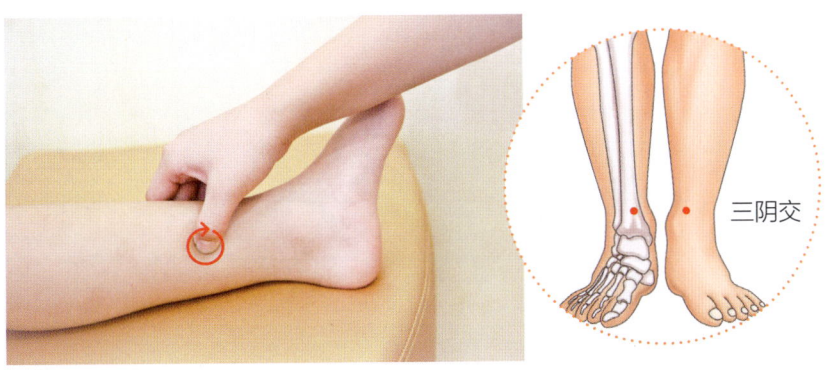

★★★ 强身健体明星食材 ★★★

胡萝卜	增强免疫力
大蒜	预防感冒
菜花	开胃促食
牛肉	补锌和维生素 A，增强免疫力
黑豆	补气血，强身健体
小米	健脾益胃，促进消化

增高长个儿
按揉涌泉和命门,长高不再难

看视频 跟着学

让孩子长高个儿,是每位父母的期望。要想充分发挥孩子长高的潜力,首先要保证均衡的饮食营养和充足的睡眠,同时要科学地锻炼身体。在此基础上,配合一些穴位推拿,会有更好的效果。

1 按揉涌泉

取穴定位: 足掌前 1/3 与后 2/3 交界处。

推拿方法: 用拇指指端按揉孩子涌泉穴 50~100 次。

功效主治: 按揉涌泉穴可补肾壮骨,促进孩子骨骼发育。

2 按揉命门

取穴定位: 腰部第 2 腰椎棘突下方,后正中线上。

推拿方法: 用拇指在孩子命门穴上按揉 10~30 次。

功效主治: 按揉命门穴可以培补肾气。肾主骨,肾气旺盛,骨骼正常生长,孩子的个子才能长高。

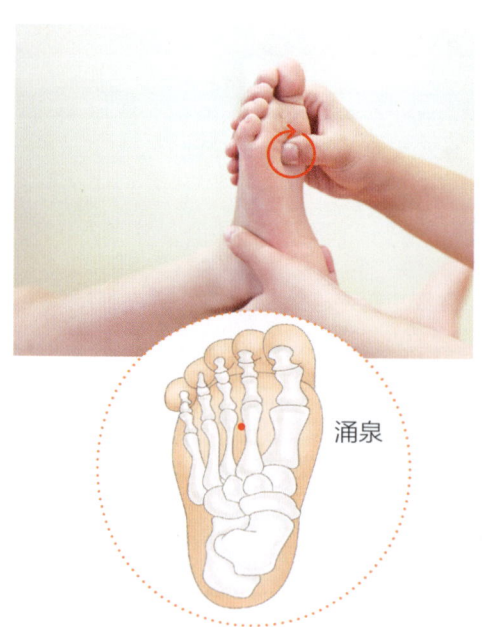
涌泉

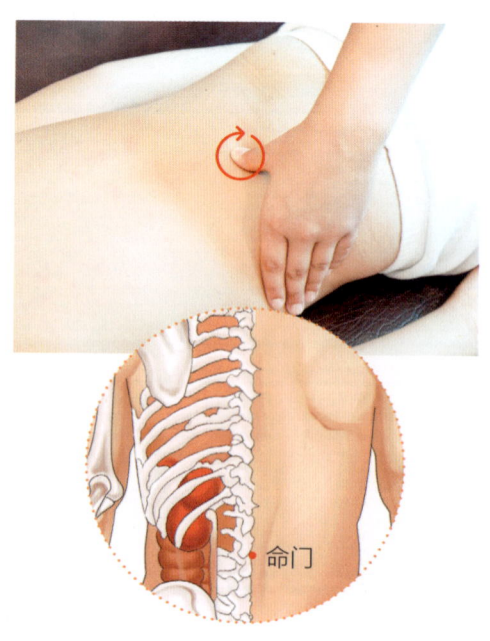
命门

3 捏脊

取穴定位： 后背正中，整个脊柱，从大椎至长强成一条直线。

推拿方法： 由下而上提捏孩子脊旁1.5寸处3~5遍，每捏三次向上提拿一次。提捏力度要适中。

功效主治： 捏脊可以刺激背部穴位，有效调节和增强脏腑功能，改善骨骼系统的营养，促进孩子生长发育。

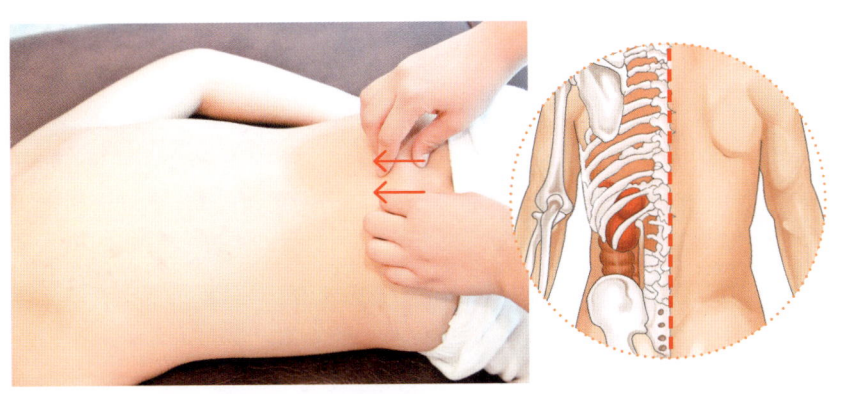

★★★ 增高长个儿明星食材 ★★★

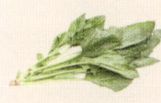 菠菜	含有丰富的维生素，满足生长发育的需要	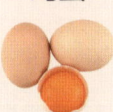 鸡蛋	富含优质蛋白质，促进长高
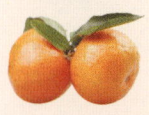 柑橘	富含维生素C，有利于钙的吸收，促进骨骼发育	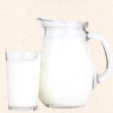 牛奶	含丰富的蛋白质、钙、磷等，对长高有利
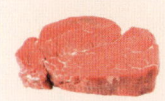 牛肉	补充蛋白质，促进生长发育	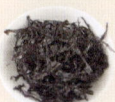 紫菜	含钙、磷丰富，促进骨骼健康生长

缓解生长痛
揉膝眼、拿百虫，摆脱疼痛的困扰

看视频 跟着学

孩子在生长发育时期，有时会发生间歇性下肢疼痛，这是一种正常生理现象，叫作"小儿生长痛"，多见于4~12岁的儿童。疼痛多发生在膝关节、大腿、小腿及腹股沟部，常间歇性发作，发作持续时间多在10分钟至1小时。孩子出现生长痛时，父母不必着急，只要坚持每天给孩子做推拿就可缓解这种疼痛。

摆脱生长痛，推拿见奇效

一个7岁的小女孩，个头很高，平时吃饭挑食，饭量很小，最近总是不时地感觉到腿疼，有时疼得直哭。很明显，这是典型的生长痛。我让她的父母坚持给孩子按揉腿部、膝部，让孩子经常做做屈膝活动，以改善腿部血液循环。坚持一段时间以后，再没听到孩子喊腿疼了。

1 按揉髌骨

取穴定位：膝关节前方，股骨的下端前面，包埋于股四头肌腱内，为三角形的扁平骨。

推拿方法：用手掌在孩子髌骨周围按揉5~10次。

功效主治：按揉髌骨可预防膝关节疾病，有助于调治孩子因生长原因造成的膝部疼痛。

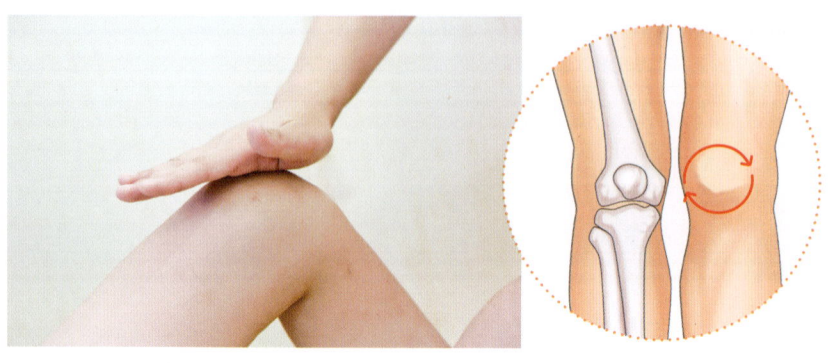

2 按揉胫骨肌肉

取穴定位： 小腿内侧，对支持体重起重要作用，为小腿骨中主要承重肌肉。

推拿方法： 孩子取仰卧位，父母拿揉胫骨两侧肌肉，然后双掌在小腿内外侧按揉。

功效主治： 按揉胫骨肌肉可预防膝关节疾病，促进膝部血液循环，改善局部营养，很适合调治孩子因生长原因造成的膝部疼痛。

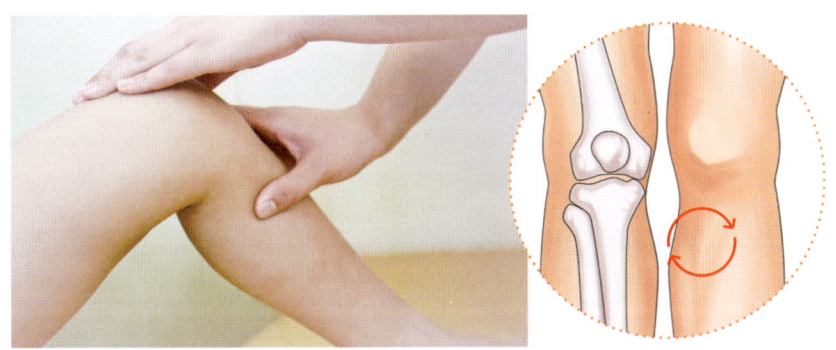

3 按揉膝眼

取穴定位： 屈膝90度，髌骨韧带两侧凹陷处，左右各一，两腿共四个。

推拿方法： 用拇指、食指按揉孩子膝眼3~5分钟。

功效主治： 按揉膝眼可以疏通腿部经络，使气血畅通，缓解生长痛。

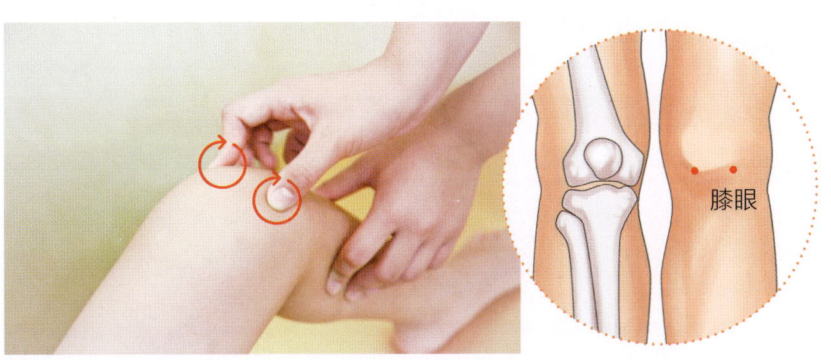

4 拿百虫窝

取穴定位： 大腿内侧，髌骨内上缘 2.5 寸。

推拿方法： 以拇指指腹与食中二指指腹相对稍用力拿捏孩子百虫窝 5~10 次。

功效主治： 拿百虫窝可以疏经通络、镇惊止痉。主治孩子四肢无力、下肢痿软等问题。

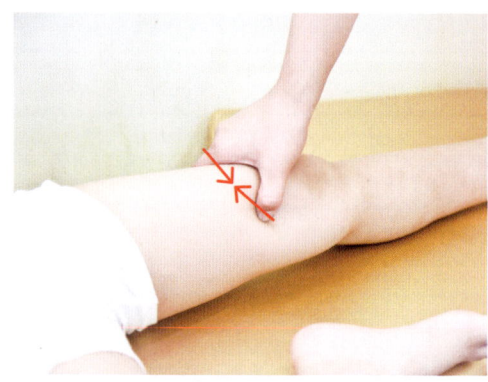
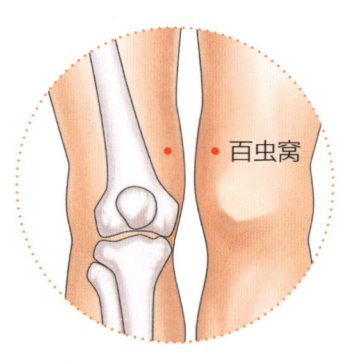

★★★ 消除生长痛明星食材 ★★★

番茄	清热解毒
黄豆	富含维生素 E 和钙
猪瘦肉	促进生长发育
牛奶	补钙的好来源
山楂	活血化瘀
核桃	促进软骨组织增长

PART 2

小宝宝常见问题推拿护理

新生儿不适请别慌

宝宝吐奶
推胃经清胃火

看视频 跟着学

吐奶是婴儿常见的症状。吐奶通常发生在喂奶后不久，吐奶前孩子有张嘴、伸脖子、痛苦的表情。吐奶的原因有两方面：一方面，因为婴儿胃部发育不够完善造成吐奶；另一方面，有全身性或胃肠道疾患也会发生吐奶现象。

宝宝吐奶别着急，推推胃经可解决

有个 8 个多月的宝宝，吸食母乳后经常吐奶，有时候一天要吐 3~4 次。由于吸收不到充足的营养，孩子经常饿哭。我给孩子家长介绍了推胃经的方法：用手指从孩子拇指根处向掌根推大鱼际外侧缘来回推 20 次。这样做可以泻胃火、和胃降逆。妈妈坚持做了 10 天，孩子吐奶的次数明显减少，营养摄入充足，开始长胖了。

1 推胃经

取穴定位： 拇指第 1 掌骨桡侧缘。

推拿方法： 用拇指、食指握持孩子的拇指和掌关节，用另一手的拇指指腹从孩子拇指根处向掌根处推大鱼际外侧缘，来回推 20~50 次。

功效主治： 推胃经有清中焦湿热的作用，可以和胃降逆、泻胃火、除烦止渴。主治打嗝嗳气，因脾胃不和引起的吐奶。

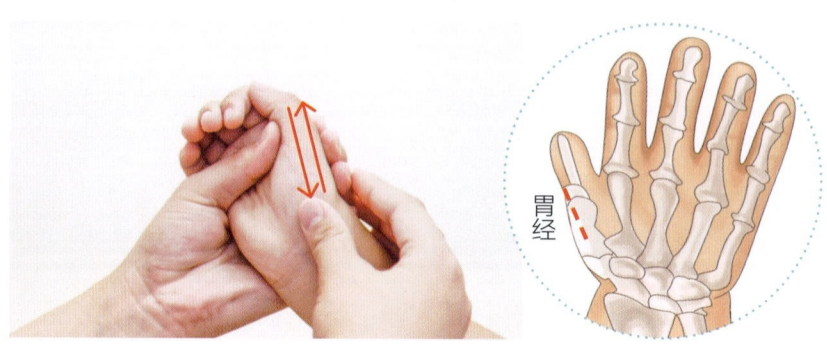

小儿推拿常

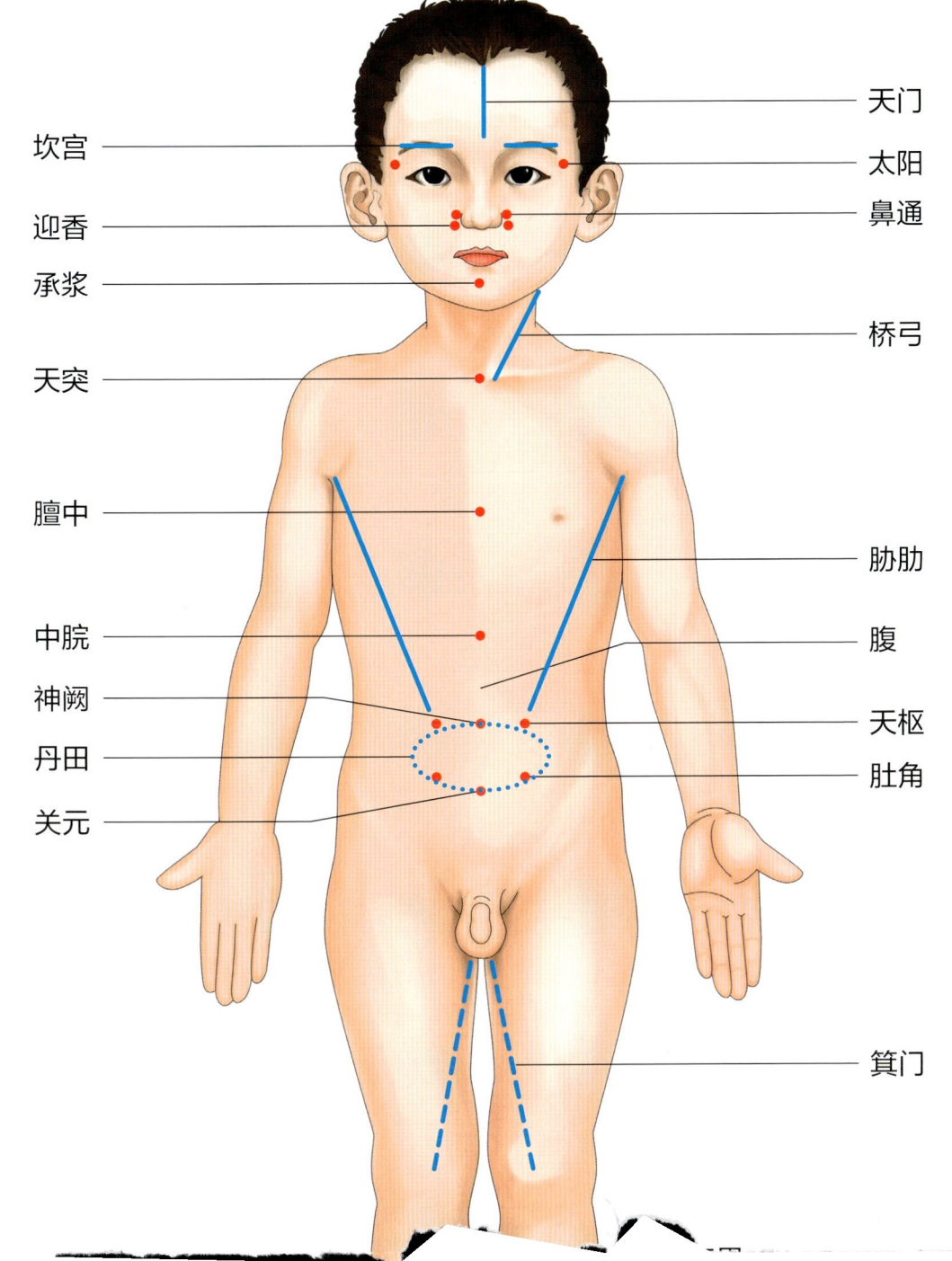

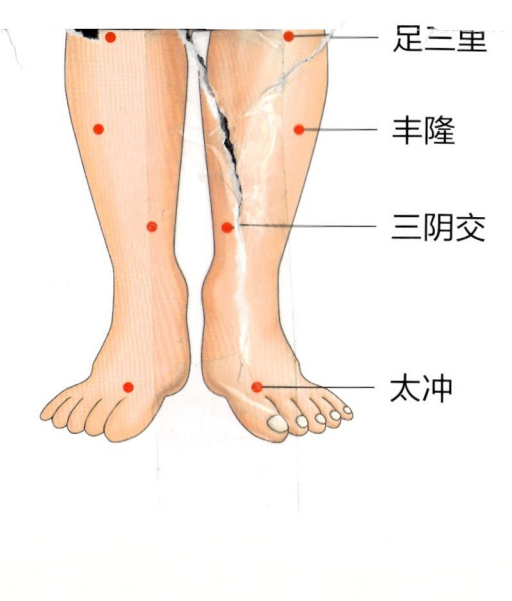
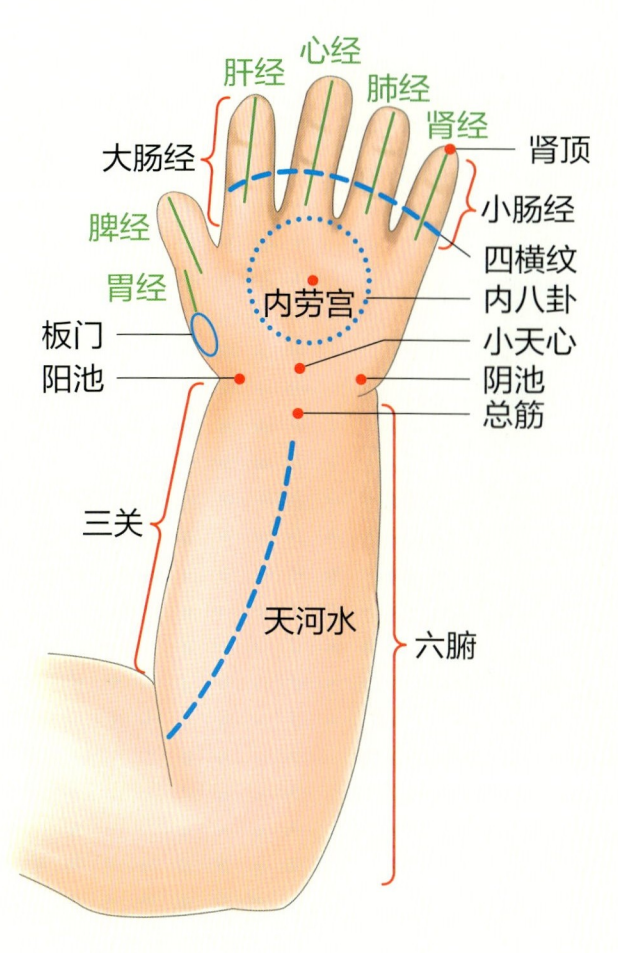

常用穴位图

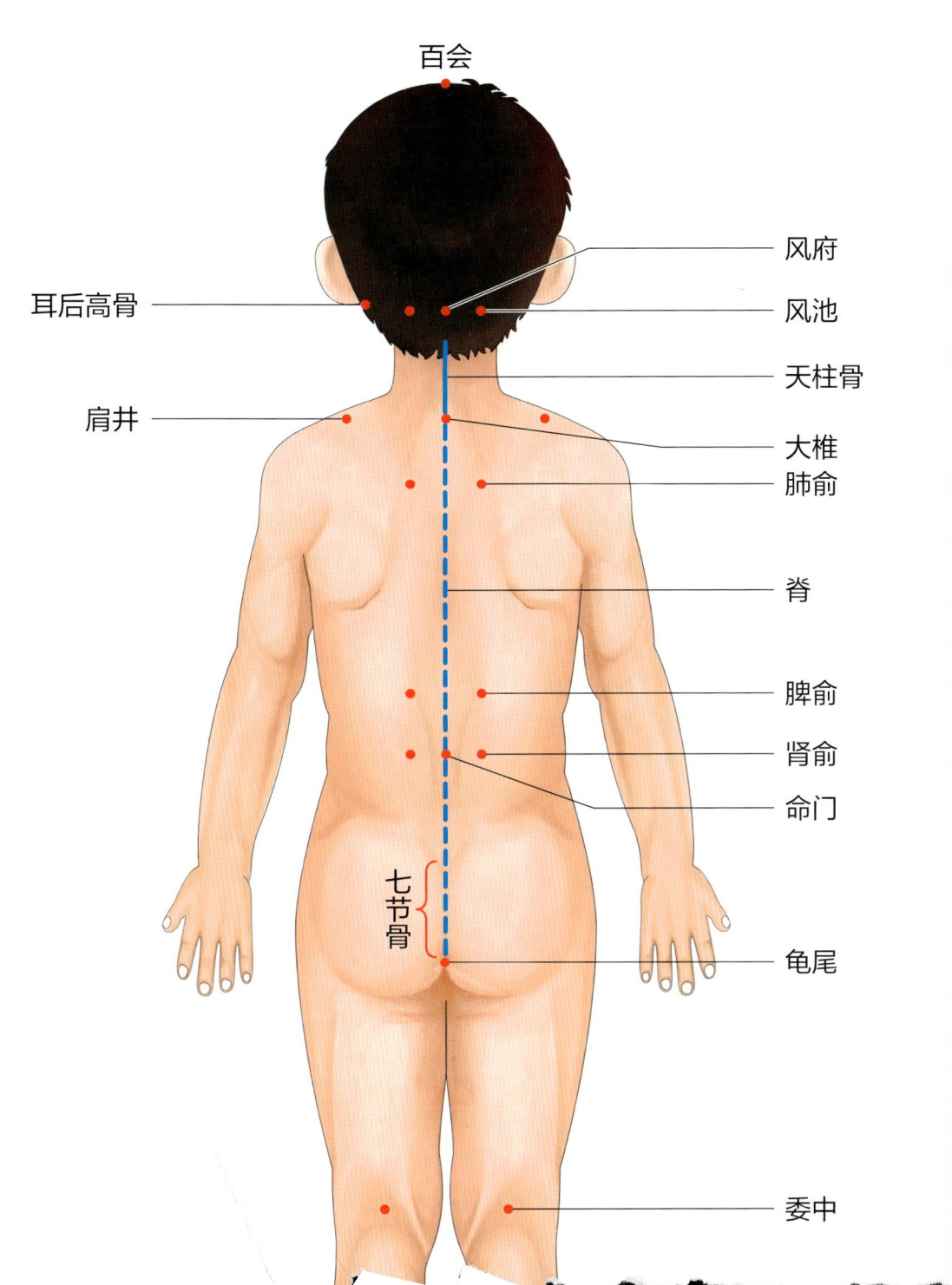

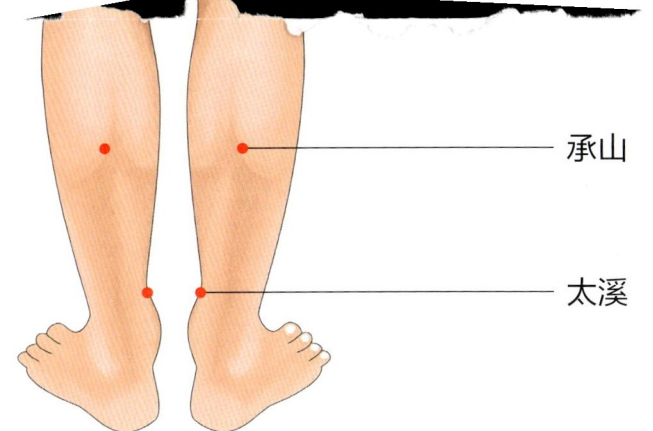
承山
太溪

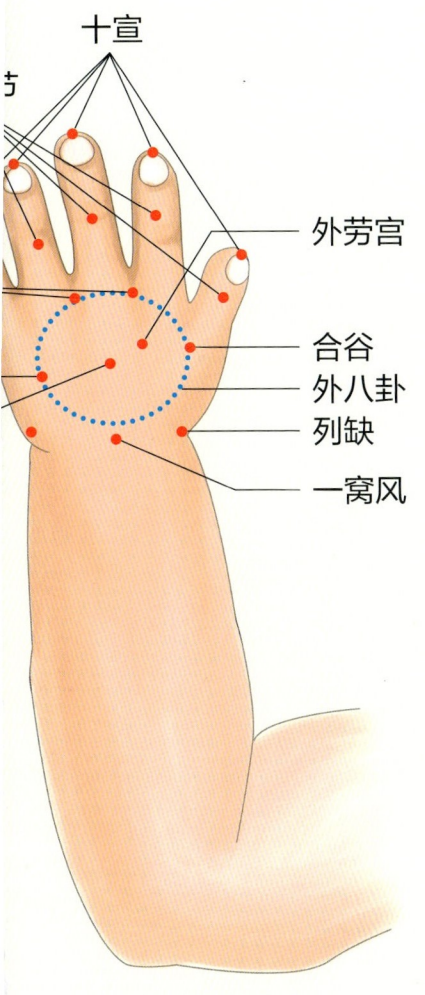
十宣
外劳宫
合谷
外八卦
列缺
一窝风

手背

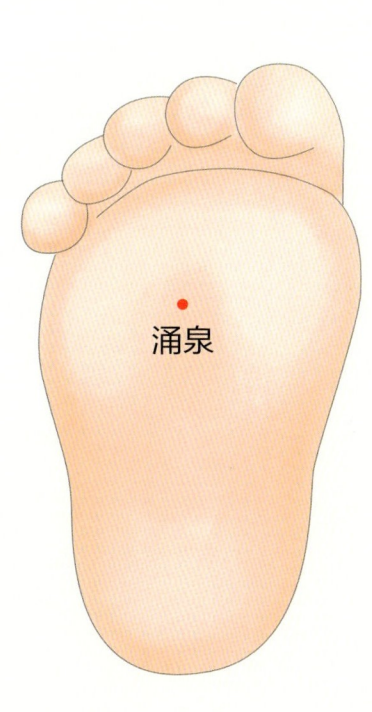
涌泉

注：小儿推拿穴位与成人穴位有所不同，可能会有同名不同穴的情况。

2 推六腑

取穴定位： 前臂尺侧，腕横纹至肘横纹成一直线。

推拿方法： 用拇指或食中二指的指端，沿着孩子的前臂尺侧，从肘横纹处向腕横纹处推 20~50 次。

功效主治： 推六腑有清热、凉血、解毒的功效，对于调理因体内热盛引起的吐奶很有效。

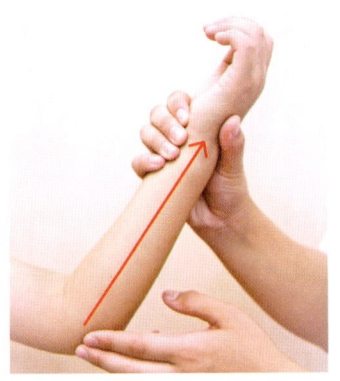
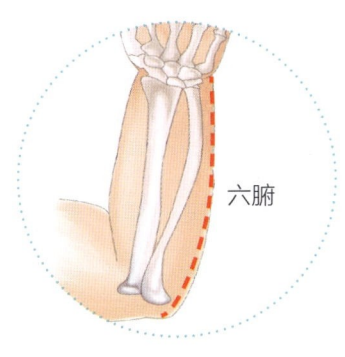

3 推四横纹

取穴定位： 在掌面，食、中、无名、小指的掌指关节横纹处。

推拿方法： 一手持握孩子的手，使四指并拢，另一手拇指从孩子食指横纹处向小指横纹处推 20~50 次。

功效主治： 推四横纹具有行气和胃、消食导滞的功效。主治因脾胃不和导致的吐奶。

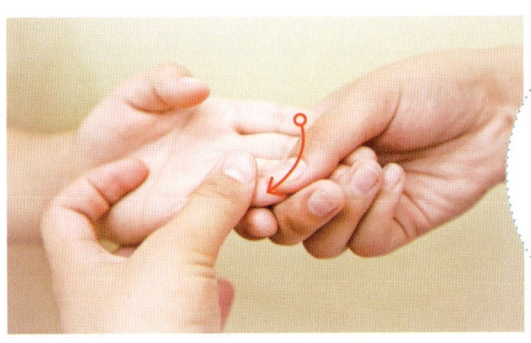
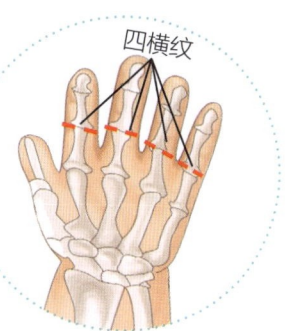

4 补脾经

取穴定位： 拇指桡侧缘指尖到指根成一直线。

推拿方法： 用拇指指腹从孩子拇指尖向指根方向直推脾经100~300次。

功效主治： 补脾经可以健脾和胃、补益气血，能很好地调治吐奶。

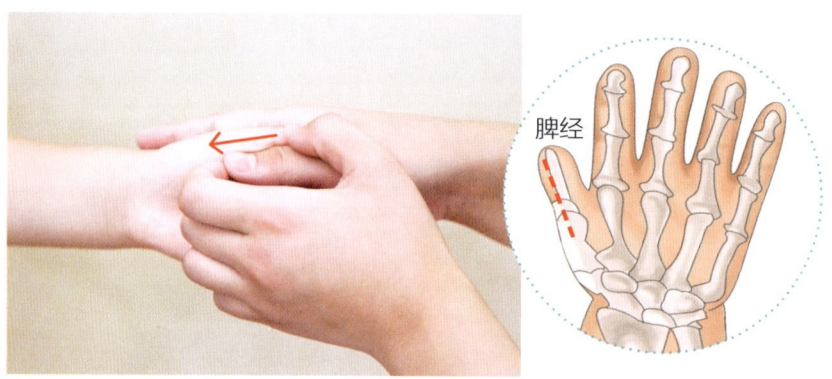

5 揉板门

取穴定位： 手掌大鱼际中央整个平面。

推拿方法： 用中指指腹按揉孩子板门穴100次。

功效主治： 揉板门能消积导滞、理气、调节升降、和胃止吐。

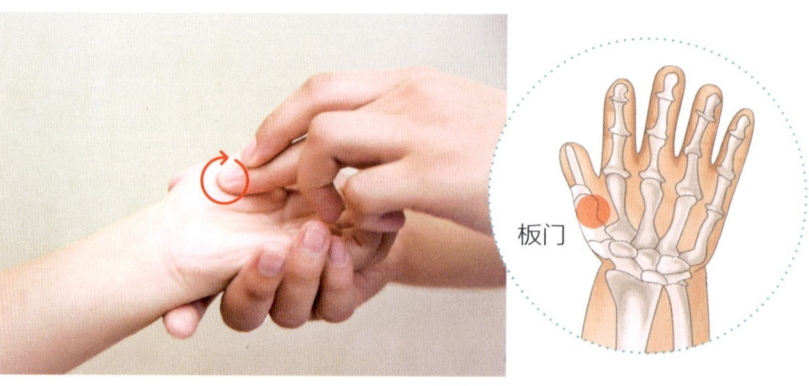

6 按揉中脘

取穴定位： 肚脐直上 4 寸。

推拿方法： 用掌根或者全掌，按照顺时针方向轻轻按揉孩子中脘穴 3~5 分钟。

功效主治： 按揉中脘穴可辅治腹胀、呕吐、泄泻、食欲不振、腹痛等。

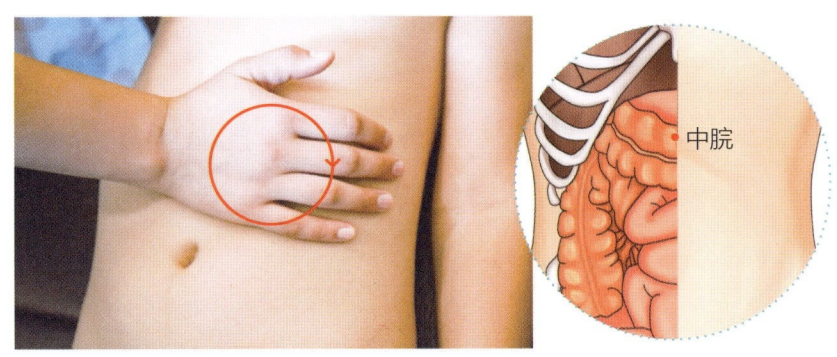

生活巧护理

- 每次喂奶要适量，不要一次性喂过多，以减少宝宝胃部的压力。
- 喂奶时不要太急、太快，中间可休息片刻，使宝宝的呼吸更顺畅。
- 每次喂奶后，让宝宝竖直趴在大人肩上，轻拍宝宝背部，帮助其将吞入胃中的空气排出，从而减少胃的压力。
- 喂食后，不要让宝宝情绪过于激动，也不要随意摇晃宝宝。

小偏方大功效

焦米粥

大米 50 克炒焦后，加适量清水一起煮粥，煮至米粒软烂即可。每日 1~2 次，温服。可以健脾助运、消食化滞，改善孩子脾虚夹积引起的吐奶。

好大夫答疑

Q 如何判断宝宝吐奶是不是疾病引起的？

A 如果宝宝一天只吐奶 1~2 次，且精神很好，则不属于病态。如果每次喂奶都吐，则要注意观察是否有发热，以及大便情况、精神状态有无变化等，综合判断。

宝宝口水多
推胃经、补脾经健脾和胃

看视频 跟着学

一般情况下，1 周岁以下的孩子因为口腔较浅而不能调节口腔内的唾液，口水多属于正常现象，但超过 1 周岁的孩子还时常流口水则会导致心阴虚。因此，父母平时要注意观察孩子是否常流口水。如果常流口水，可通过推拿来调理。

1 推胃经

取穴定位：拇指第 1 掌骨桡侧缘。

推拿方法：用拇指、食指握持孩子的拇指和掌关节，用另一手的拇指指腹从孩子拇指根处向掌根处推大鱼际外侧缘，来回推 20~50 次。

功效主治：推胃经有清中焦湿热的作用，可以和胃降逆、泻胃火、除烦止渴。主治因脾胃不和引起的流口水。

2 补脾经

取穴定位：拇指桡侧缘指尖到指根成一直线。

推拿方法：用拇指指腹从孩子拇指尖向指根方向直推脾经 100~300 次。

功效主治：补脾经可以健脾和胃，能很好地调治流口水。

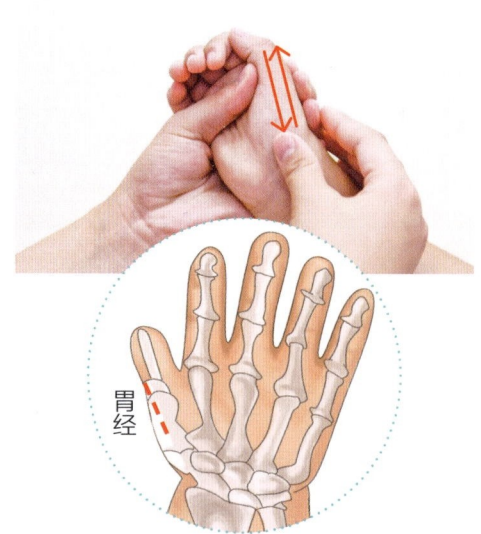

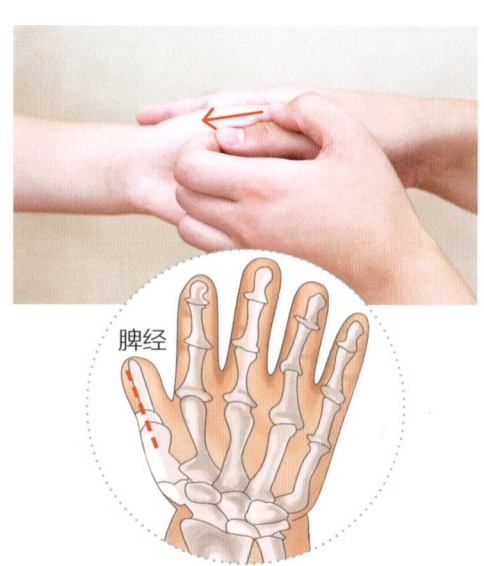

3 运内八卦

取穴定位： 在手掌面，以掌心（劳宫穴）为圆心，以圆心至中指根横纹内 2/3 和外 1/3 交界点为半径画一圆，即为内八卦。

推拿方法： 用拇指指腹顺时针方向运孩子内八卦 20~50 次。

功效主治： 运内八卦可以消食化积、理气化痰，对于呕吐、流口水等有良好的调理作用。

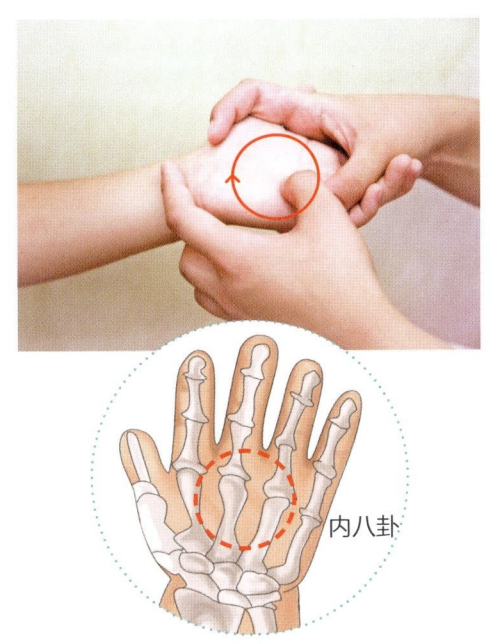

生活巧护理

- 孩子流口水较多的时候，要注意护理孩子口周皮肤，每天至少用清水清洗 2 遍。让孩子的脸部、颈部保持干爽，避免患上湿疹。
- 不要用粗糙的手帕或毛巾在孩子嘴边擦来擦去，这样容易损伤皮肤。要用柔软的手帕或纸巾一点点抹去口水，让口周保持干燥。
- 为防止口水将颈前、胸前衣服弄湿，可给孩子戴个全棉的小围嘴，首选略厚、柔软、吸水性较强的布料。

小偏方大功效

玉米仁山楂汤

玉米仁 100 克、新鲜山楂 20 克加适量水，小火煮 1 小时，浓缩成汤汁。每日服用 3 次，空腹服用，连服 7 天。

好大夫答疑

Q 怎样可以防止孩子流口水？

A 中医有一个保健方法——"苍龙搅海"，可以防治孩子流口水。教孩子用舌头搅动口腔十多下，然后将口水咽下去，每天做几次，可防治流口水。

宝宝脐炎
补脾经、推三关、摩神阙消炎止痛

看视频 跟着学

新生儿发生脐炎，有时是由于出生时断脐消毒不严导致感染，更常见的是由于脐带残端被污染而发生感染。宝宝脐炎的症状通常为：牙关紧闭、全身肌肉僵直痉挛、面呈苦笑状态、发病初期频频打喷嚏、啼哭不宁、烦躁不安等。日常可通过推拿进行调理。

1 补脾经

取穴定位： 拇指桡侧缘指尖到指根成一直线。

推拿方法： 用拇指指腹从孩子拇指尖向指根方向直推脾经100~300次。

功效主治： 补脾经可以健脾和胃，调治因脐炎导致的不能吸吮。

2 推三关

取穴定位： 前臂桡侧，从肘部（曲池穴）至手腕根部成一条直线。

推拿方法： 用食中二指指腹自孩子腕部推向肘部20~50次。

功效主治： 推三关可以温阳散寒、暖养脾胃、促进消化，对脐炎有较好的调理作用。

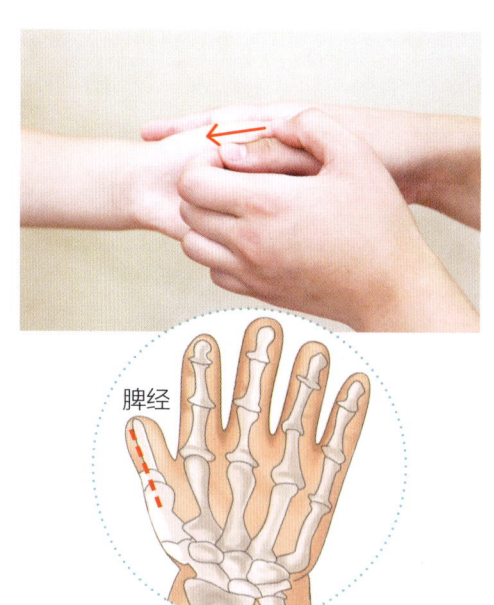

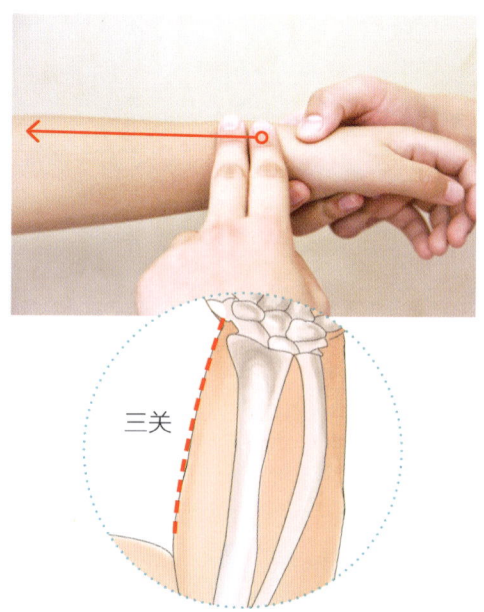

3 摩神阙

取穴定位： 肚脐正中。

推拿方法： 四指并拢，放置在孩子神阙穴上，按顺时针方向轻柔和缓地摩动，直到出现热感。

功效主治： 摩神阙有温阳散寒、补益气血、消炎止痛的功效。

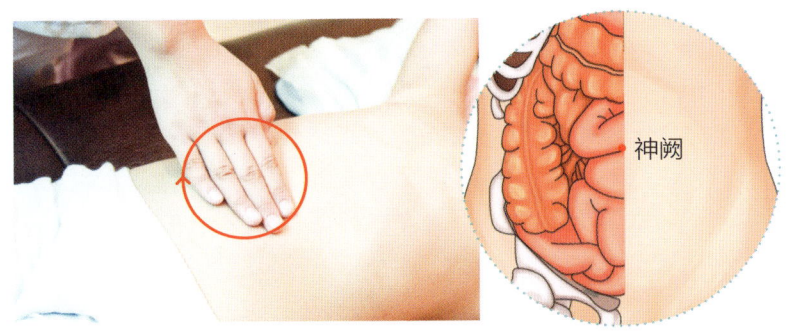

生活巧护理

- 脐带脱落后，若有少量分泌物，可以用75%的酒精擦净，过几天就会干燥。擦洗时，用酒精棉球从脐根部向四周一圈圈地擦拭，不要来回擦，以免将周围细菌带到脐根部。
- 保持肚脐局部干燥，洗澡时不要让水弄湿脐部。
- 勤换尿布，避免尿液将脐部污染。脐部有污染要及时清洗消毒，保持脐部清洁。
- 如果脐部有明显炎症，脐根部有脓性分泌物、周围皮肤红肿或者有肉芽增生，要及时去医院就诊。

小偏方大功效

马齿苋散

干马齿苋20克，用火烧后研成末，敷在孩子脐部。每日1次，可清热解毒、疏散风邪，用于调理毒热内侵型新生儿脐炎。

好大夫答疑

Q 如何预防新生儿脐炎？

A 新生儿脐炎的预防主要是做好断脐后的护理，保证局部清洁卫生。首先，要每天检查新生儿脐部（特别是脐根部），看一下有没有感染迹象。其次，给新生儿洗澡后，要用无菌的干棉签将脐部擦干，特别是要将脐部表面的干痂轻轻揭开，将脐根部擦干。

婴幼儿急疹
清天河水有助于去内热

看视频 跟着学

婴幼儿急疹是婴幼儿时期的常见疾病，多见于1岁内婴儿。其临床表现是起病急，发热达39~40℃，特点是"热退疹出"。皮疹多不规则，为小型玫瑰斑点，也可融合一片，压之消退。中医认为本病多因饮食失调，内蕴湿热，或外受风湿热邪所致，调理以清热、解毒、祛湿为主。

1 清天河水

取穴定位： 前臂正中，自腕横纹至肘横纹成一直线。

推拿方法： 用食中二指指腹自孩子手腕向肘直推天河水300次。

功效主治： 清天河水有清热泻火的功效，对调理婴幼儿急疹伴发热效果好。

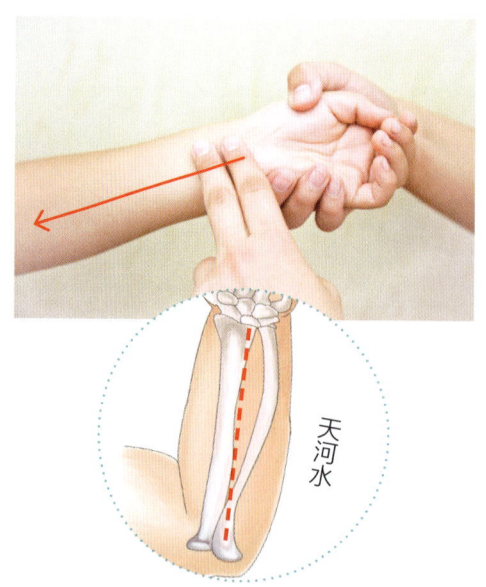

2 补脾经

取穴定位： 拇指桡侧缘指尖到指根成一直线。

推拿方法： 用拇指指腹从孩子拇指尖向指根方向直推脾经100~300次。

功效主治： 补脾经能健脾益胃，可以调理孩子因脾胃湿热引起的急疹。

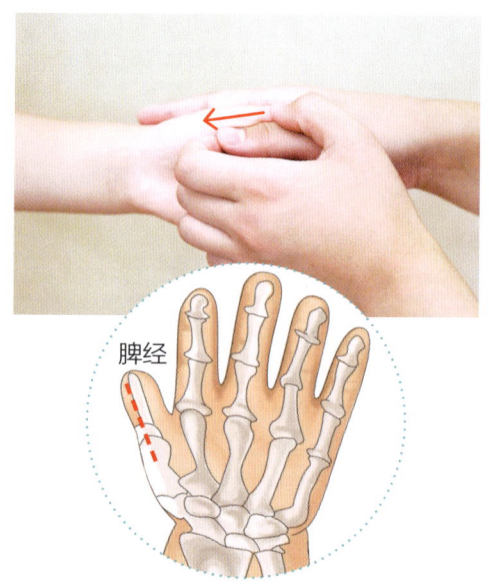

3 清肺经

取穴定位： 无名指掌面从指尖到指根成一直线。

推拿方法： 用拇指指腹从孩子无名指根部向指尖方向直推肺经100~300次。

功效主治： 清肺经可以宣肺清热、疏风解表，对于湿热风邪引起的急疹有调理作用。

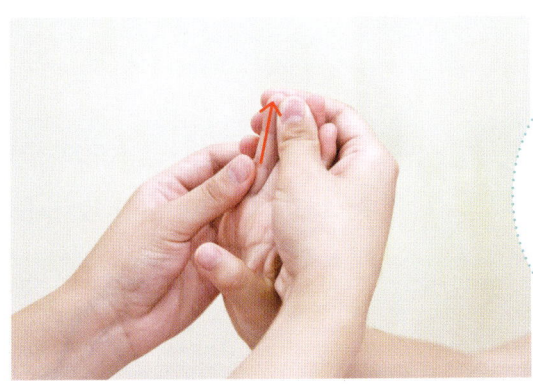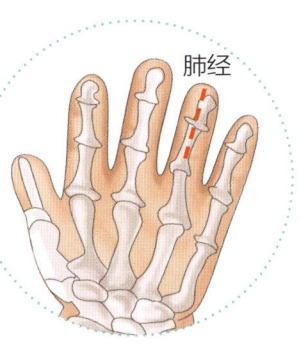

生活巧护理

- 孩子的尿布、衣服要勤洗、勤烫，最好不要用碱性肥皂和洗衣粉清洗。
- 除孩子专用的润肤露外，不要用任何洗护用品。
- 孩子的指甲要常剪，防止抓破皮肤，继发感染。

小偏方大功效

红豆外敷

取适量红豆研成细末，涂在发疹处。每天换药1次，连敷3日。红豆有健脾除湿的功效，对于改善婴幼儿急疹有帮助。

好大夫答疑

Q 婴幼儿急疹，什么情况下需要就医？

A 当孩子出现高热惊厥、烦躁、嗜睡、精神差时，要及时到医院就诊。婴幼儿急疹的预后一般良好，只要患儿精神状态好，吃奶、玩耍正常，就可以居家观察。

宝宝肠绞痛
顺时针摩腹止疼痛

看视频 跟着学

婴儿肠绞痛多发生于 6 月龄以内,通常表现为婴儿出现难以安抚的烦躁或哭闹,每天 3 小时以上,每周 3 天及以上,并持续 3 周以上。

中医认为,不通则痛,肠绞痛是由经络阻滞或胃肠不通引起,调理的关键在于疏通气机、通腑泻下。

1 摩腹

取穴定位: 整个腹部。

推拿方法: 将掌心放在孩子腹部,做顺时针方向摩腹 50 次。

功效主治: 摩腹有健脾益胃、疏通气机的作用,可以缓解肠绞痛。

2 按揉一窝风

取穴定位: 手背腕横纹正中凹陷处。

推拿方法: 用拇指指端按揉一窝风 100~300 次。

功效主治: 按揉一窝风有行气止痛的功效,可以缓解阵发性肠绞痛。

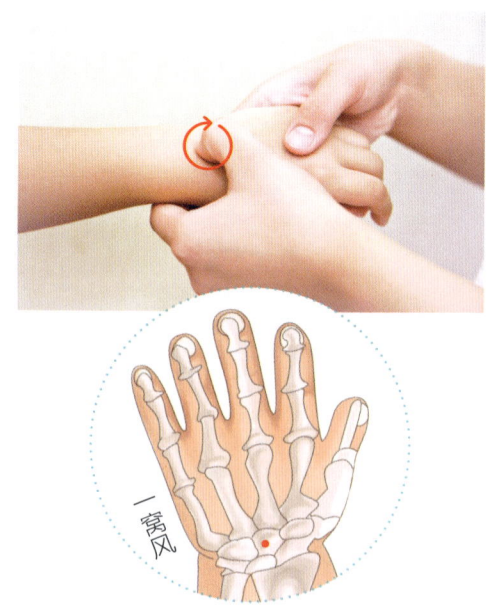

3 拿肚角

取穴定位： 脐下 2 寸，旁开 2 寸左右的大筋上。

推拿方法： 以拇指和食中二指相对用力拿捏肚角，左右各拿 1~3 次。

功效主治： 肚角为止腹痛要穴，拿肚角可以缓解肠绞痛。

4 揉板门

取穴定位： 手掌大鱼际中央整个平面。

推拿方法： 用中指指腹按揉孩子板门穴 100 次。

功效主治： 揉板门能增强孩子脾胃功能，缓解脾胃不和引起的肠绞痛。

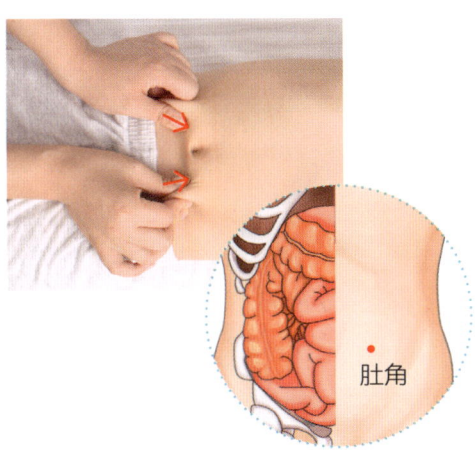

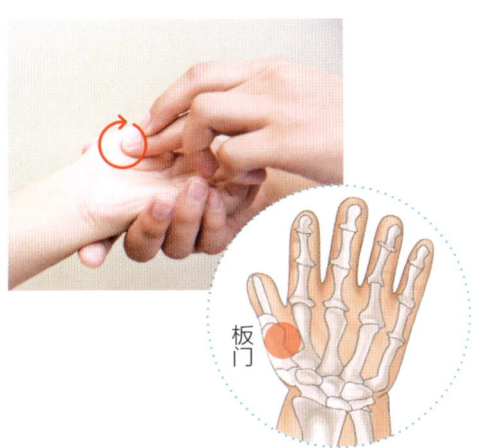

生活巧护理

- 注意科学喂养，避免过度喂养或喂养不足。新生儿喂奶后应轻拍后背，促使其嗳气打嗝，以免肠腔积气，出现痉挛绞痛。
- 保持室内温度适宜，冬天要注意保暖，夏天要防暑降温，避免婴儿感受外邪。

小偏方大功效

敷脐法

将小米饭煮至七成熟，捞出，放入大粒盐、大葱须混匀，用布包好后敷于脐部，凉后取下，每天 1 次，至愈为止。

好大夫答疑

Q 婴儿肠绞痛急性发作怎么办？

A 婴儿肠绞痛急性发作，表现为啼哭剧烈、长时间哭闹不止，应立即就医检查，以免贻误病情。

囟门晚闭
补脾经、揉板门，荣养气血促发育

看视频 跟着学

刚出生的婴儿头顶上有一块地方是没有颅骨的，摸上去很柔软，仔细观察还可以发现其随着心脏的跳动而搏动，这个部位就叫囟门，是观察孩子健康状况的重要窗口。孩子生长发育滞后出现疳证时，可表现为囟门闭合过晚等症状。

1 补脾经

取穴定位：拇指桡侧缘指尖到指根成一直线。

推拿方法：用拇指指腹从孩子拇指尖向指根方向直推脾经 50~100 次。

功效主治：补脾经可以调理因脾胃气血不足导致的囟门晚闭。

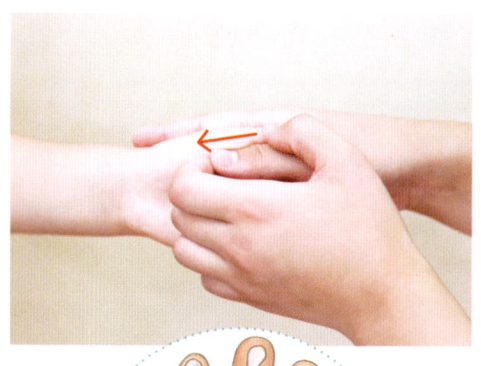

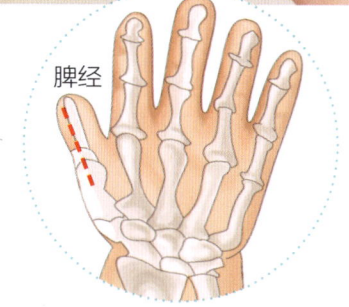

2 揉板门

取穴定位：手掌大鱼际中央整个平面。

推拿方法：用中指指腹按揉孩子板门穴 100 次。

功效主治：揉板门可以增强脾胃功能，促进囟门闭合。

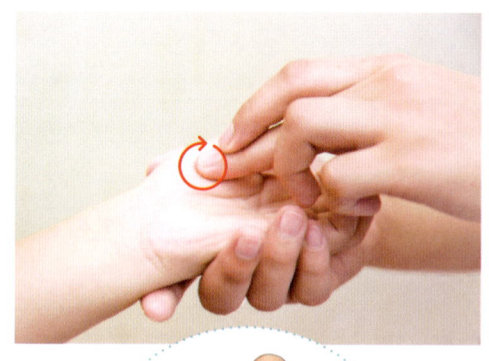

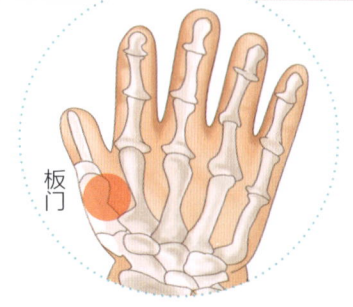

3 按揉足三里

取穴定位： 外膝眼下 3 寸，胫骨旁 1 寸，左右各一。

推拿方法： 用拇指指端顺时针按揉孩子足三里穴 30~50 次，两侧可以同时进行。

功效主治： 按揉足三里可培补气血，促进囟门闭合。

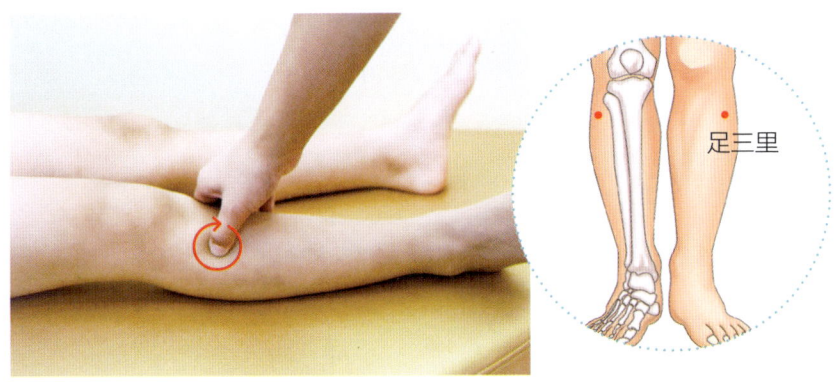

足三里

生活巧护理

- 父母可以经常给新生儿做四肢推拿或捏脊。
- 天气暖和时，可带孩子到户外晒太阳，呼吸新鲜空气，增强食欲，促进血液循环及全身新陈代谢，预防囟门晚闭。
- 对囟门晚闭的孩子要合理喂养，及时添加辅食，给孩子多吃瘦肉、鸡蛋、新鲜蔬果等富有营养的食物。

好大夫答疑

Q 几岁的孩子囟门不闭合就算是晚闭？

A 婴儿的囟门一般于 1~1.5 岁闭合。6 个月内的孩子囟门微陷属于正常。2 岁以上若囟门还没有闭合，并伴身体瘦弱、精神萎靡、食欲不振等症状，就属于囟门晚闭。

"胎黄"
清肝经和脾经,疏肝利胆健脾

看视频 跟着学

"胎黄"指的是新生儿黄疸。中医认为,黄疸多是由于感受湿热疫毒等外邪,导致湿浊阻滞,使脾胃肝胆功能失调,从而造成胆液不遵循常道,随血泛溢,引起目黄、身黄、尿黄等症状。孩子出现黄疸时,家长为孩子做做推拿,有助于促使黄疸消退。

1 清肝经

取穴定位: 食指掌面从指根到指尖成一直线。

推拿方法: 用拇指指腹从孩子食指指根向指尖方向直推肝经20~50次。

功效主治: 清肝经可疏肝利胆,调治因肝胆不和引起的黄疸。

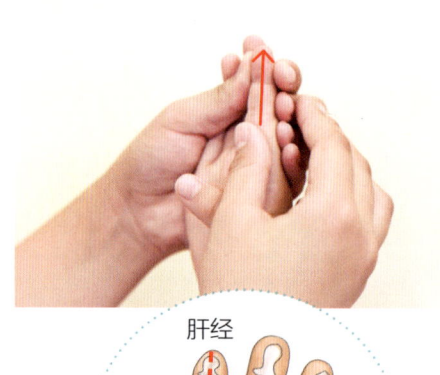

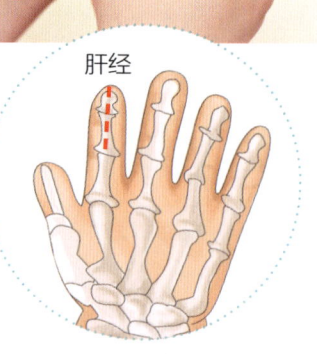

肝经

2 清脾经

取穴定位: 拇指桡侧缘指尖到指根成一直线。

推拿方法: 用拇指从孩子指根向指尖方向直推脾经100~300次。

功效主治: 清脾经可以清利脾胃湿热,改善湿浊阻滞引起的黄疸。

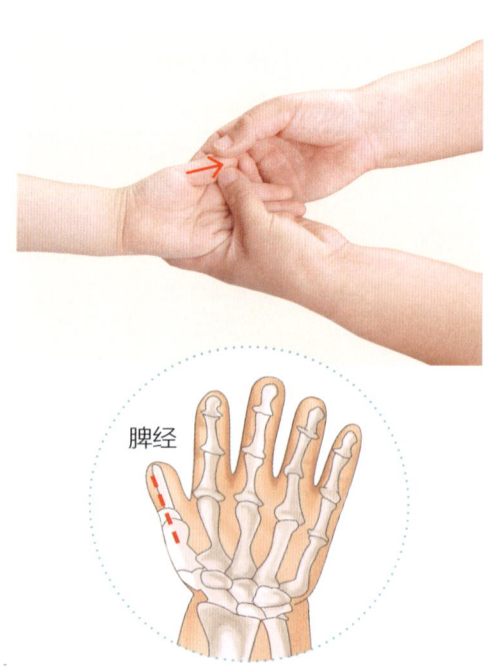

脾经

PART 3

孩子呼吸系统常见病推拿

孩子呼吸顺,爸妈少操心

发热
清天河水、推六腑，热退体自安

看视频 跟着学

孩子体质比较弱、抗病邪能力不足，加上自身调节能力较差，父母护理不当的话，容易感受风寒，从而诱发感冒，导致发热。还有一种情况是积食引起的发热。

病证类型	症状表现
外感发热型	身热、恶寒、头痛、鼻塞、流涕、舌苔薄白
阴虚内热型	手足心热、夜间睡觉易出汗、食欲缺乏，发热多出现在午后
食积发热型	高热、便秘、厌食、舌干口燥

1 清天河水

取穴定位： 前臂正中，自腕横纹至肘横纹成一直线。

推拿方法： 用食中二指指腹自孩子手腕向肘直推天河水 100 次。

功效主治： 清天河水能够清热解表、泻火除烦。主治外感发热、内热、支气管哮喘等病症。

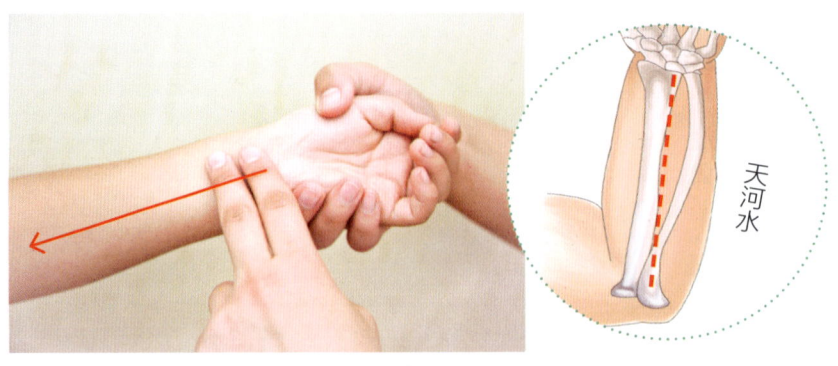

清天河水，退高热有效果

一位母亲带着 8 岁的孩子焦急地来找我。孩子高热 40℃，我赶紧给孩子用清天河水的方式退热，然后让孩子休息一会儿，喝了些白开水。1 小时后，孩子的体温就下降到 38℃。我把这个方法告诉给孩子妈妈，让她回家后每天给孩子清天河水。简单的方法，解决大问题。

2 推六腑

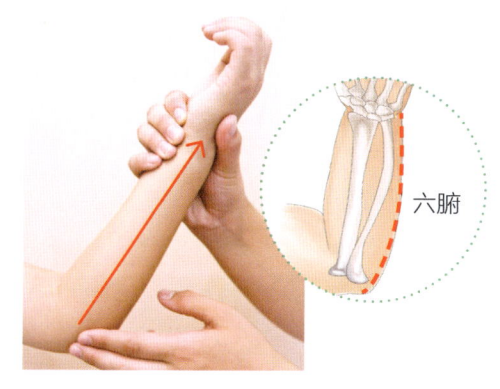

取穴定位： 前臂尺侧，腕横纹至肘横纹成一直线。

推拿方法： 用拇指或食中二指的指端，沿着孩子的前臂尺侧，从肘横纹处推向腕横纹处，操作 50~100 次。

功效主治： 推六腑有清热、凉血、解毒的功效，对感冒引起的发热、支气管哮喘有调理作用。

3 捏脊

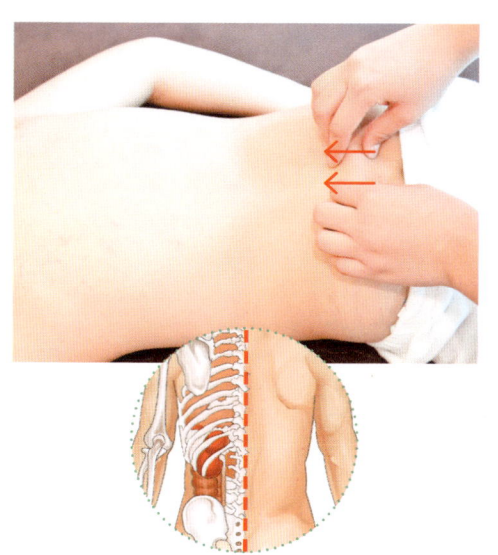

取穴定位： 后背正中，整个脊柱，从大椎至长强成一条直线。

推拿方法： 由下而上提捏孩子脊旁 1.5 寸处 3~5 遍，每捏三次向上提拿一次。提捏力度要适中。

功效主治： 捏脊可以促进孩子脾胃消化，避免积食引起的发热。

外感发热型

推三关

取穴定位： 前臂桡侧，从肘部（曲池穴）至手腕根部成一条直线。
推拿方法： 用食中二指指腹自孩子腕部推向肘部 100~300 次。
功效主治： 推三关有温阳散寒、发汗解表的功效。主治发热、恶寒、无汗和气血虚弱等病症。

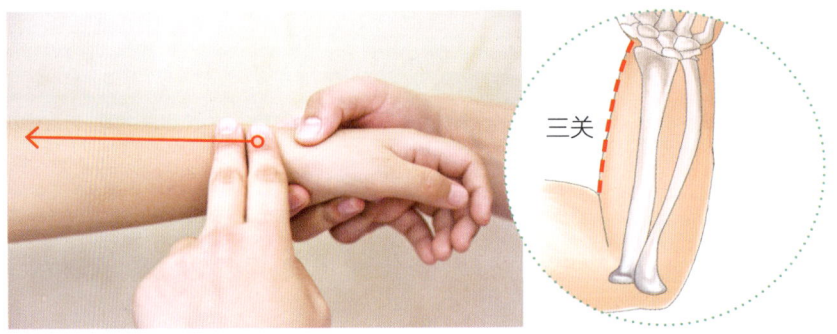

阴虚内热型

按揉曲池

取穴定位： 屈肘成直角，在肘窝桡侧横纹至肱骨外上髁连线中点处。
推拿方法： 用拇指指端按揉孩子曲池穴 100 次。
功效主治： 按揉曲池有解表退热、利咽等作用。可调治风热感冒、咽喉肿痛、咳喘等症。

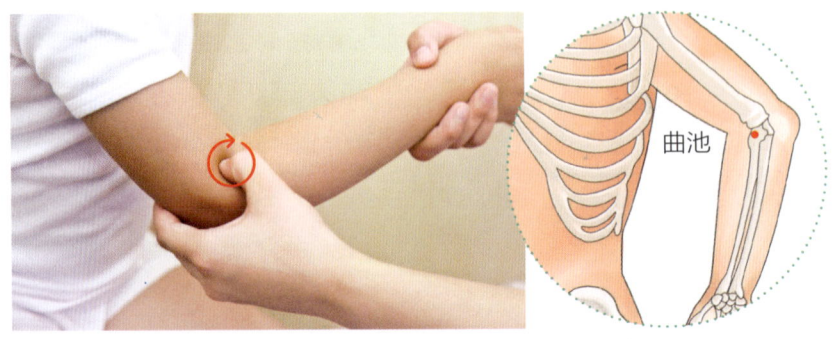

食积发热型

运内八卦

取穴定位： 在手掌面，以掌心（劳宫穴）为圆心，以圆心至中指根横纹内 2/3 和外 1/3 交界点为半径画一圆，即为内八卦。

推拿方法： 用拇指指端顺时针方向运孩子内八卦 30 次。

功效主治： 运内八卦可以消食导滞，对于积食引起的发热有调理作用。

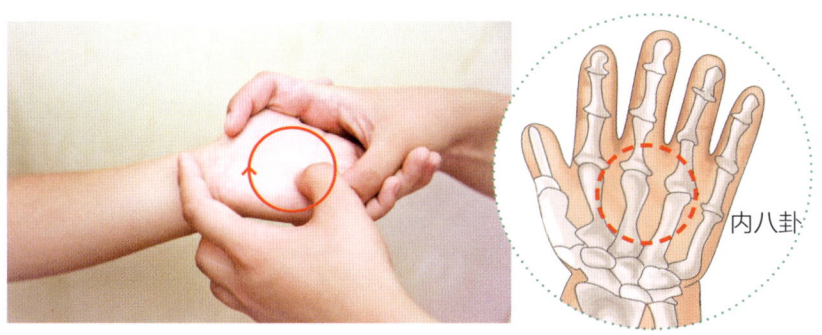

生活巧护理

- 多喝水。发热时呼吸加快，水分蒸发多，所以要及时补充水分。
- 多通风。居室空气要保持流通，适当降低室温，尤其是夏天。加快身体散热，有利于降温。
- 多休息。让孩子卧床休息，既能减少热量消耗，又能减少因活动而产生的热量。

小偏方大功效

芦根粥

将 15 克鲜芦根洗净，放入锅中，加适量水煮后取汁待用；另取锅加适量水，倒入洗净的大米 25 克，熬煮至八成熟时，倒入芦根汁煮至粥熟，即可食用。

好大夫答疑

Q 给高热的孩子降温，有什么简单方法？

A 将孩子衣物解开，用温水擦拭全身，重点擦拭颈部、腋下、肘部、腹股沟等皮肤皱褶处和血管集中处。每次擦拭 10 分钟左右。

感冒
开天门、运太阳,外感不发愁

看视频 跟着学

感冒是儿童常见病,通常由受寒、受热或病毒感染引起,常表现为发热、鼻塞、流涕、咳嗽、头痛、恶寒、咽痛、浑身不适等症状。感冒一年四季都可发病,尤以冬春季节气温骤变时多见。

病证类型	症状表现
风寒感冒	发热又怕冷、无汗、鼻塞、流清涕、口不渴、咽不红
风热感冒	发热、微微有汗,并伴有头痛、鼻塞、流黄涕、喷嚏、咳嗽声重、咽喉肿痛、口干唇红

1 开天门

取穴定位:两眉连线中点至前发际成一直线,即额头的正中线。
推拿方法:用拇指自下而上直推孩子天门 30~50 次。
功效主治:开天门可疏风解表、开窍醒脑、镇静安神,适用于调理外感发热、头痛等病症。

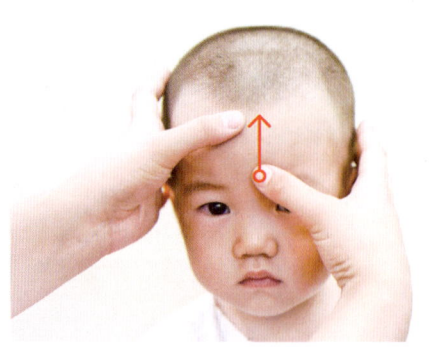
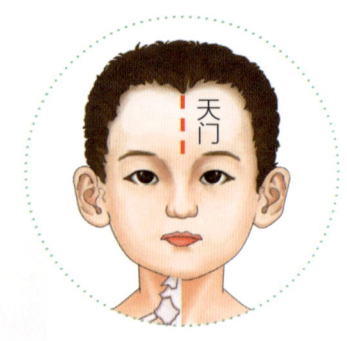

2 运太阳

取穴定位： 眉梢后凹陷处，左右各一。

推拿方法： 用中指指端向耳部运孩子太阳穴 50~100 次。

功效主治： 运太阳可疏风解表、清热明目、止头痛。主治感冒、头痛、惊风等。

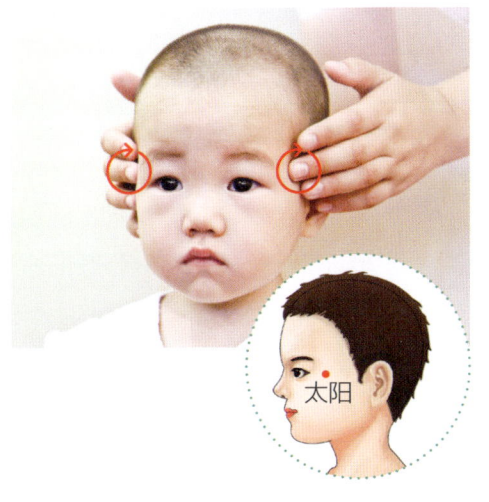

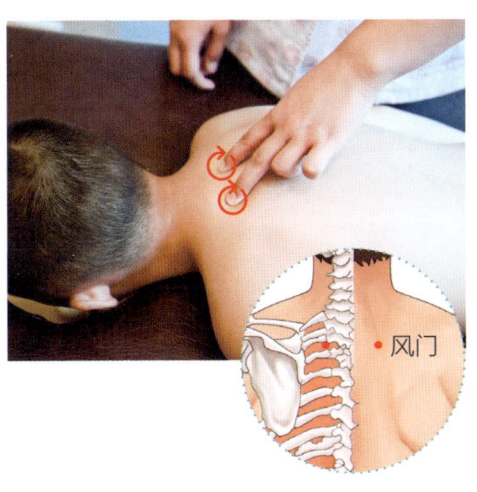

3 按揉风门

取穴定位： 在背部，第 2 胸椎棘突下旁开 1.5 寸，左右各一。

推拿方法： 用食中二指指腹按揉孩子风门穴 20~30 次。

功效主治： 按揉风门可祛风散寒，宣肺止咳。主治感冒、咳嗽、气喘等。

4 按揉肺俞

取穴定位： 在背部，第 3 胸椎棘突下，旁开 1.5 寸，左右各一。

推拿方法： 用两手拇指指腹按揉孩子肺俞穴 50~100 次。

功效主治： 按揉肺俞穴有补肺益气、止咳化痰的作用。主治感冒、咳嗽、气喘、鼻塞等。

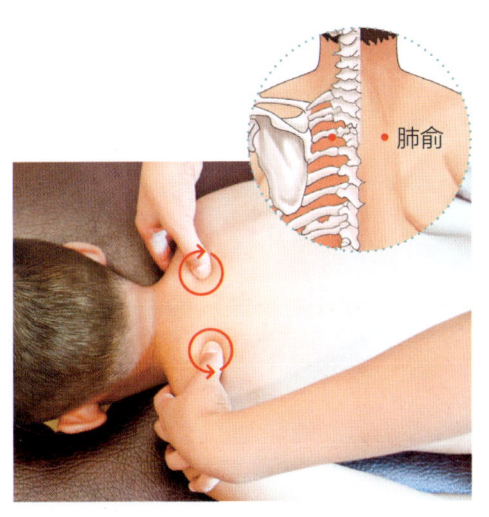

风寒感冒

1 推三关

取穴定位： 前臂桡侧，从肘部（曲池穴）至手腕根部成一条直线。

推拿方法： 用食中二指指腹自孩子腕部推向肘部 100~300 次。

功效主治： 推三关有温阳散寒的功效。主治风寒感冒、发热、恶寒等病症。

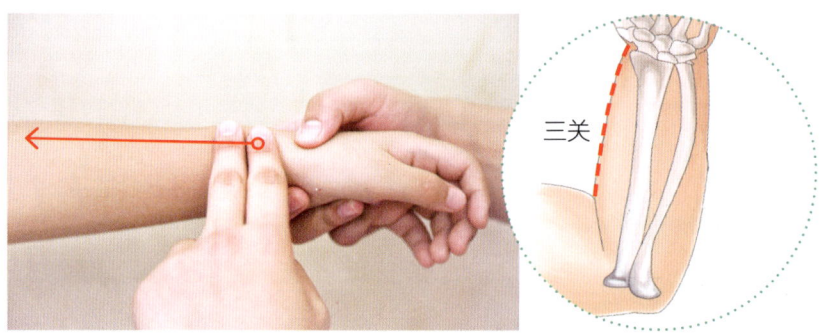

2 清天河水

取穴定位： 前臂正中，自腕横纹至肘横纹成一直线。

推拿方法： 用食中二指指腹自孩子手腕向肘直推天河水 300 次。

功效主治： 清天河水有清热解表、泻火除烦的功效，对外感发热、口燥咽干等有调理作用。

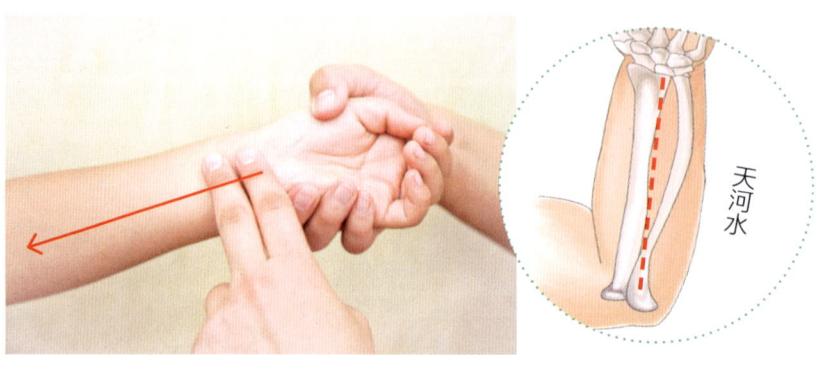

风热感冒

按揉曲池

取穴定位： 屈肘成直角，在肘窝桡侧横纹至肱骨外上髁连线中点处。
推拿方法： 用拇指指端按揉孩子曲池穴100次。
功效主治： 按揉曲池有解表退热、利咽等作用。可调治风热感冒、咽喉肿痛、咳喘等症。

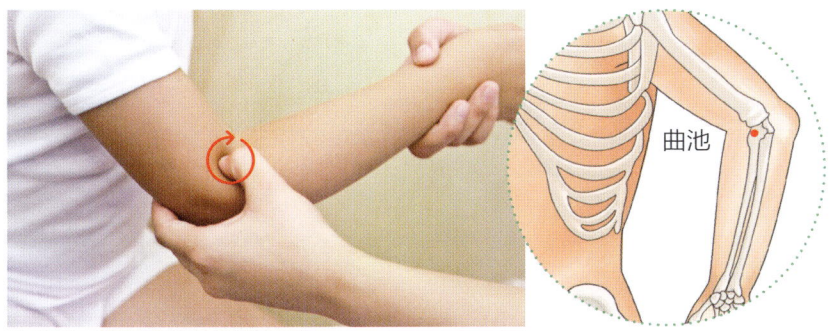

生活巧护理

- 每次推拿后要盖被保温，避免再受风寒侵扰。
- 感冒期间要注意休息，居室要保证空气新鲜、湿润，防止因空气干燥刺激鼻咽引起咳嗽。
- 生病期间要吃清淡、容易消化的半流食，如稀粥、蛋汤、面条等，不吃油腻食物，多喝水。

小偏方大功效

生姜蒲公英水泡脚

将生姜、蒲公英（干品）各20克洗净，放进锅中，加适量水煎汤，放凉至温时泡脚。每次泡30分钟，每日2~3次，连续3天。

好大夫答疑

Q 流感季节，父母怎么做，孩子不容易被感冒盯上？

A 让孩子躺在床上，父母隔着衣服将其背部轻轻搓热，能起到预防感冒的作用。如果孩子出现轻度鼻塞，可将其耳朵稍微搓红，对调治鼻塞有益。

咳嗽
补肺经、推膻中,止咳又化痰

咳嗽是孩子常见的症状,一年四季均可发病,冬春季节尤其多见。中医认为,外界气温的寒热变化,是咳嗽的直接诱发因素。如果孩子出现鼻塞、发热、干咳少痰或咳嗽痰多、精神萎靡等症状,先不要盲目给孩子吃药,最好先做推拿调理。

病证类型	症状表现
外感风寒型咳嗽	痰稀色白、鼻塞、流涕、咽痒或头痛、发热恶寒、无汗
外感风热型咳嗽	痰黄难咳,咽干、咽痛或胸痛,发热、汗出
痰湿型咳嗽	痰多而嗽、痰白、胸闷、恶心
火热型咳嗽	干咳连声、少痰或痰稠夹杂血丝、胸胁疼痛

1 补肺经

取穴定位: 无名指掌面从指尖到指根成一直线。

推拿方法: 用拇指指腹从孩子无名指尖向指根方向直推肺经 100 次。

功效主治: 补肺经可补益肺气、化痰止咳。主治感冒、发热、虚性咳嗽、气喘等。

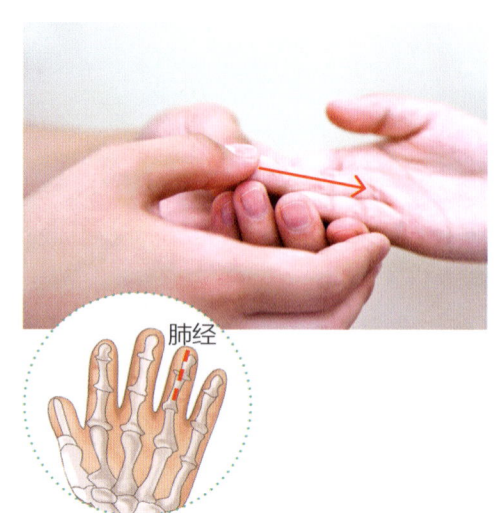

推肺经、膻中，孩子不再咳嗽

邻居的女儿 4 岁，因为体质差，一碰上变天、季节转换，就犯咳嗽，经常咳个不停。邻居内心焦急，每当孩子咳嗽，就会带去医院输液，但并没有消除病根。我告诉邻居，每天给孩子推肺经 100 次、推膻中 100 次，坚持一段时间。邻居按照我的方法做了一年，孩子再没犯咳嗽的毛病。

2 推膻中

取穴定位： 前正中线上，两乳头连线的中点处。

推拿方法： 用双手拇指桡侧缘从孩子天突穴（在颈部，前正中线胸骨上窝中央）向下直推至膻中 100 次。

功效主治： 推膻中有理气宽胸、止咳化痰、止呕的功效。主治咳嗽、气喘、呕吐、打嗝等问题。

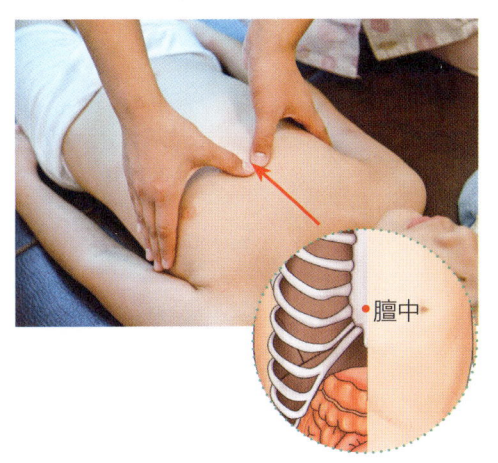

外感风寒型咳嗽

按揉肺俞

取穴定位： 在背部，第 3 胸椎棘突下，旁开 1.5 寸，左右各一。

推拿方法： 用两手拇指指腹按揉孩子肺俞穴 100 次。

功效主治： 按揉肺俞穴有补肺益气、止咳化痰的作用。主治咳嗽、气喘、鼻塞等。

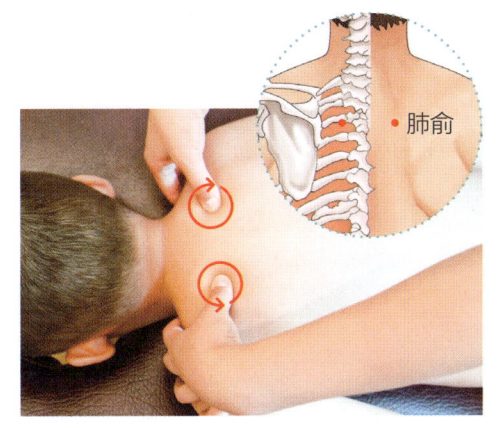

外感风热型咳嗽

清肺经

取穴定位： 无名指掌面从指尖到指根成一直线。

推拿方法： 用拇指指腹从孩子无名指根部向指尖方向直推肺经 50~100 次。

功效主治： 清肺经可宣肺清热、疏风解表、化痰止咳。主治因风热引起的感冒、发热、咳嗽等。

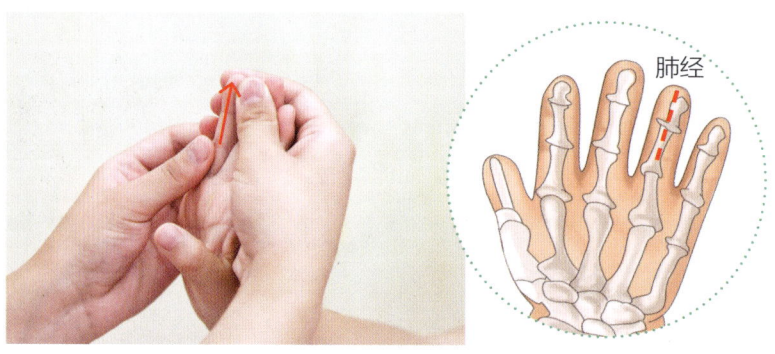

痰湿型咳嗽

掐揉四横纹

取穴定位： 掌面食、中、无名、小指的掌指关节横纹处。

推拿方法： 用拇指指甲依次掐揉孩子四横纹 5 次。

功效主治： 掐揉四横纹有退热除烦、止咳化痰的功效，对因痰湿困扰引起的咳嗽、痰多有调理作用。

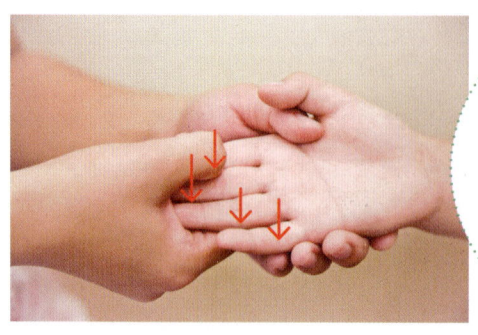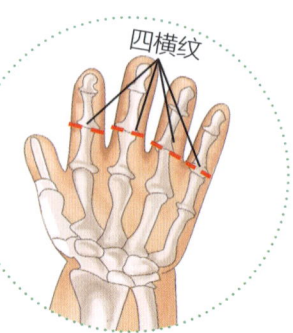

火热型咳嗽

按揉内劳宫

取穴定位： 在手掌心，自然握拳屈指时中指尖处。

推拿方法： 用拇指指端按揉孩子内劳宫100次。

功效主治： 按揉内劳宫可清热除烦，善清心肾两经的虚热。主治发热、烦渴、咳嗽、口疮等。

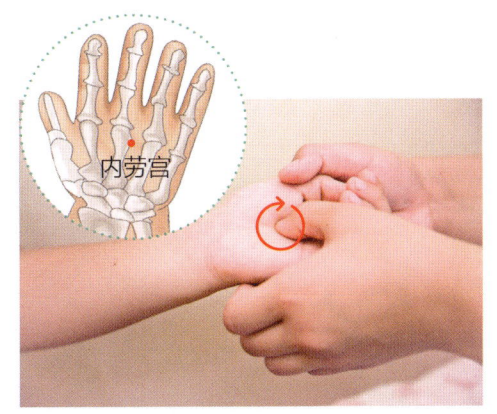

生活巧护理

- 在气候变化的季节，要注意孩子胸腹部保暖，防止受凉。
- 注意双足保暖。寒从脚底起，孩子的脚受了凉，就会引发感冒、咳嗽。最好坚持每天晚上睡觉前用40℃左右的温水给孩子洗脚并泡3~5分钟。
- 要定时开窗换气，保持卧室内空气新鲜。
- 孩子患风热咳嗽时，可吃冬瓜汤、炒丝瓜、炒藕片、炒苦瓜，这些食物有助于去火、消内热、止咳；少吃上火的食物，如羊肉、鸡肉等。孩子患风寒咳嗽时，可吃山药粥、生姜红糖水；少吃寒凉的食物，如绿豆、柿子、猕猴桃、西瓜、冬瓜、螃蟹等。

小偏方大功效

川贝雪梨汤

雪梨1个，川贝2克，冰糖适量。将雪梨洗净，从靠柄部横断切开，挖空去核，放入川贝、冰糖。将雪梨拼好，放入碗中，隔水蒸30分钟左右，喝水吃梨。

好大夫答疑

Q 孩子咳嗽痰多，除推拿外，有没有其他辅助调理方法？

A 将枕头做成20~30度的斜面，让孩子俯卧在枕头上，头低脚高，帮助肺部的痰液自动流出。同时用一只手护住孩子，另一只手握成空心掌，轻拍孩子的背部，使痰顺利排出。

鼻炎反反复复
揉迎香通鼻窍好得快

看视频 跟着学

过敏性鼻炎又称反应性鼻炎，是孩子对某些物质出现反应时在鼻部的表现，临床表现为鼻塞、鼻痒、喷嚏不断。导致过敏的有食物类过敏原，常见的比如鱼、虾、牛奶等，其他还有尘埃、冷空气、花粉等。

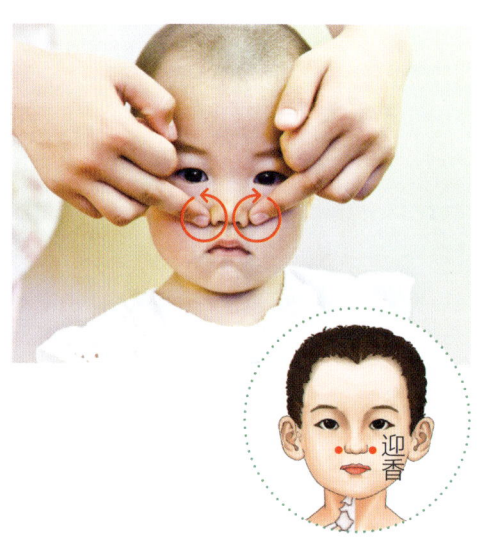

1 按揉迎香

取穴定位： 鼻翼外缘中点，旁开0.5寸，当鼻唇沟中，左右各一。

推拿方法： 用双手中指指端按揉孩子迎香穴50~100次。

功效主治： 按揉迎香有疏风解表、通鼻窍的作用。主治感冒、鼻塞、过敏性鼻炎等。

2 开天门

取穴定位： 两眉连线中点至前发际成一直线，即额头的正中线。

推拿方法： 用拇指自下而上直推孩子天门50~100次。

功效主治： 开天门可疏风解表、开窍醒脑、镇静安神，适用于调理小儿外感、鼻塞等病症。

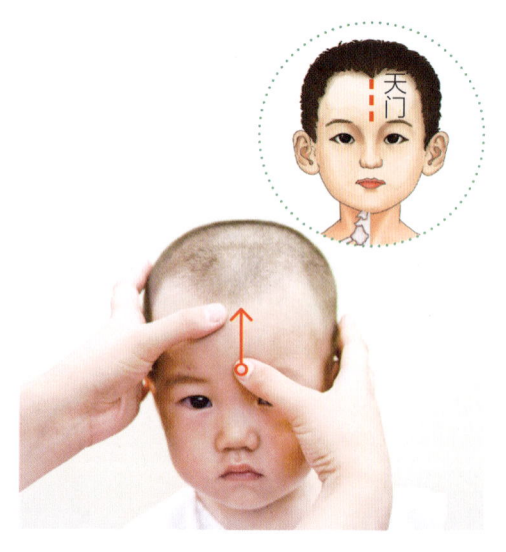

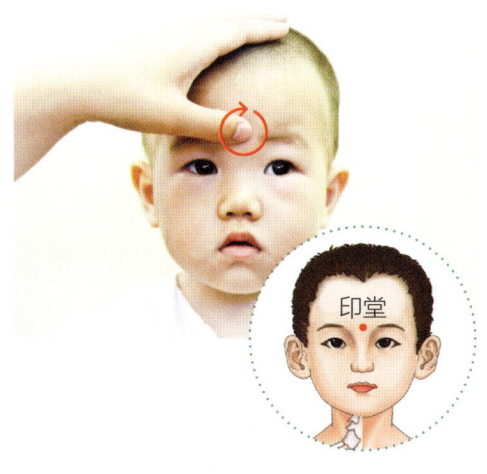

3 揉印堂

取穴定位： 在额部，两眉头连线的中点处。

推拿方法： 用拇指指端按揉孩子印堂穴 30~50 次。

功效主治： 揉印堂可安神定惊，明目通窍。主治感冒、头痛、惊风、鼻塞等。

4 补肺经

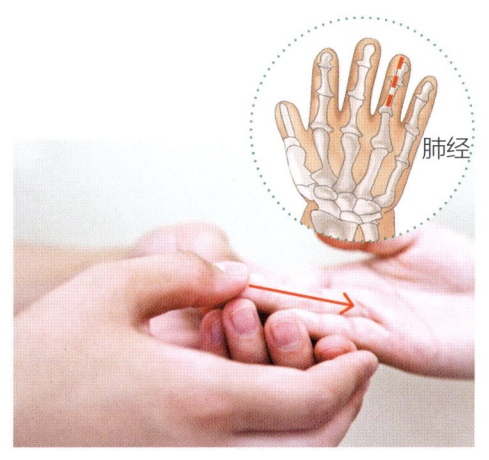

取穴定位： 无名指掌面从指尖到指根成一直线。

推拿方法： 用拇指指腹从孩子无名指尖向指根方向直推肺经 50 次。

功效主治： 补肺经可以补益肺气，疏通孩子的鼻窍，防治过敏性鼻炎。

生活巧护理

- 找出致病的过敏原，设法避免接触。
- 坚持锻炼，提高身体的抵抗力、免疫力。

小偏方大功效

桑菊杏仁粥

桑叶 8 克、菊花 5 克、甜杏仁 10 克、大米 50 克。桑叶、菊花加水适量煎煮，去渣取汁，加甜杏仁、大米一同煮粥食用。有宣肺通窍、疏散风热的作用。

好大夫答疑

Q 有鼻炎病史的孩子，怎样预防鼻炎急性发作？

A 有鼻炎病史的孩子通常一感冒就犯鼻炎，所以要防鼻炎发作，预防感冒是关键。此外，还要避免接触刺激性气体、烟雾、粉尘等。饮食要清淡、易消化，少吃辛辣厚味食物。

咽炎
揉天突、清天河水，让咽喉清凉如水

咽炎常表现为咽部红肿疼痛、干咳、发热或不发热，严重者可见扁桃体肿大、化脓，影响吞咽和呼吸。本病可由感冒引起急性发作，也可因平时喜欢吃煎炸烤及辛辣食品而引起慢性进展。调治咽炎，应以清火消炎为原则。

1 按揉天突

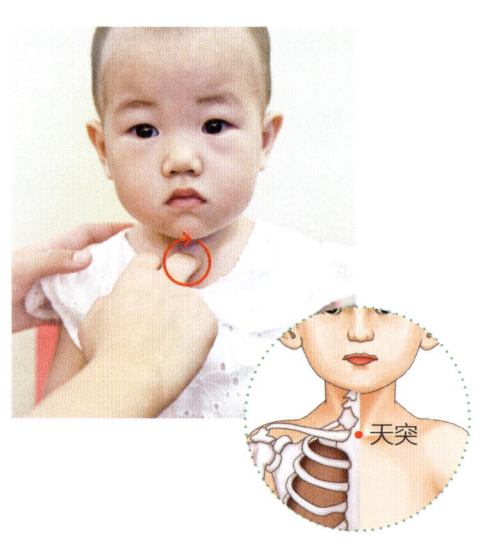

取穴定位： 在颈前区，胸骨上窝中央。

推拿方法： 将中指指端放在天突上，先按后揉1~3分钟，力量由轻到重，按至喉部有发痒感为度。

功效主治： 按揉天突可宣通肺气、清咽利喉，缓解咽喉发炎的症状。

2 清天河水

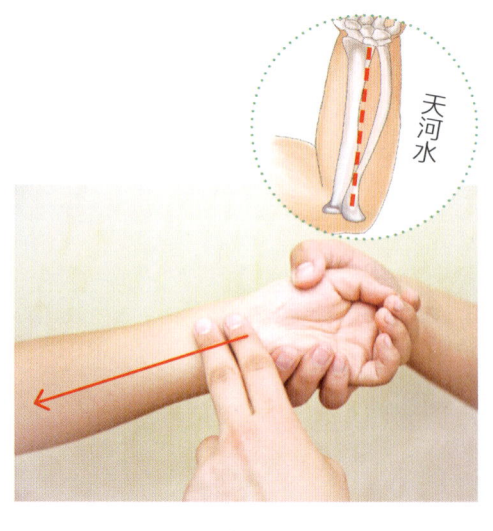

取穴定位： 前臂正中，自腕横纹至肘横纹成一直线。

推拿方法： 用食中二指指腹自孩子手腕向肘直推天河水30~60次。

功效主治： 清天河水可清孩子肺胃之火，缓解咽部不适。

3 清肺经

取穴定位： 无名指掌面从指尖到指根成一直线。

推拿方法： 用拇指指腹从孩子无名指根部向指尖方向直推肺经100次。

功效主治： 清肺经有清肺热的功效，可调理因外感风热引起的咽部不适。

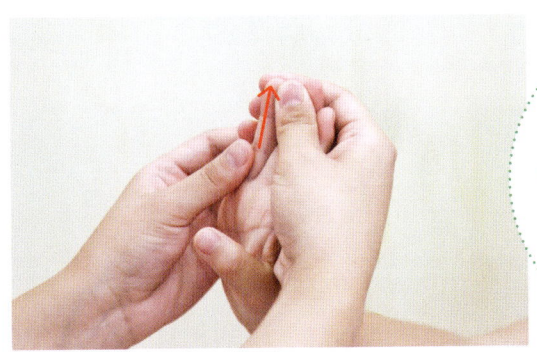 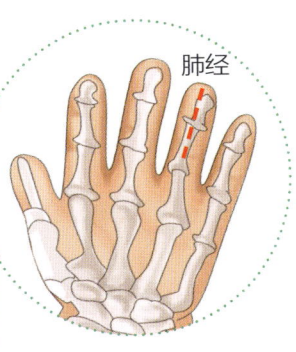

生活巧护理

- 急性咽炎会有喉咙痛、吞咽困难等不适症状，所以在喂食时，尽量选择流质食物，以减轻不适感。
- 有的孩子使用温水漱口能够减轻症状，可间隔3~4小时漱一次口。
- 避免食用过冷、辛辣、过烫、质硬、带有腥味的刺激性食物。
- 增加水分摄入，可饮用热粥、热汤。

小偏方大功效

西瓜汁

将西瓜榨成汁饮用，既能够清热除烦，又能滋阴润燥。

好大夫答疑

Q 哪些食物对于缓解孩子咽炎有帮助？

A 苋菜、番茄、柠檬、杨桃、海带、萝卜、生梨、甘蔗等食物具有清热去火、滋养肺脏的作用，可以缓解咽炎引起的不适。

扁桃体炎
清肺经，清热泻火又止痛

扁桃体炎是咽部扁桃体发生的急性或慢性炎症，为幼儿期常见病。小儿得了扁桃体炎常表现为高热、发冷、呕吐、咽痛等。扁桃体反复发炎会影响孩子的体质，推拿调理以滋阴清热、利咽为原则。

病证类型	症状表现
风热外感型	发热、咽痛、鼻塞、身体疲劳、咳嗽有痰、头痛
阴虚火旺型	时常低热且下午加重，咽部干痛，干咳无痰，吞咽有异物感

1 清肺经

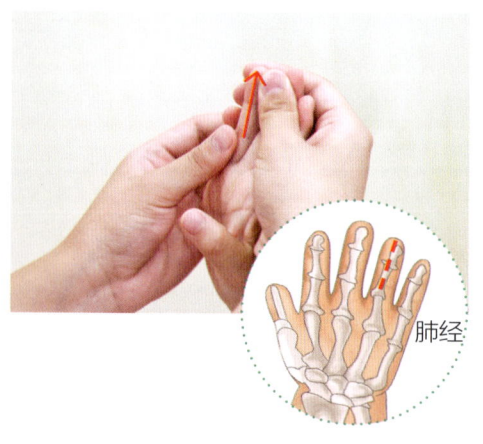

取穴定位： 无名指掌面从指尖到指根成一直线。

推拿方法： 用拇指指腹从孩子无名指根部向指尖方向直推100次。

功效主治： 清肺经可以宣肺清热、疏风解表。主治风热感冒、发热、扁桃体炎等。

2 清天河水

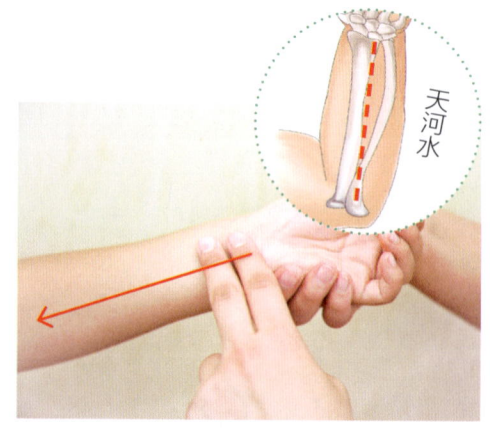

取穴定位： 前臂正中，自腕横纹至肘横纹成一直线。

推拿方法： 用食中二指指腹自孩子腕部向肘部直推天河水30~60次。

功效主治： 清天河水可清热解表、泻火除烦。主治热性病症。

风热外侵型

1 揉小天心

取穴定位： 手掌大小鱼际交接的凹陷处。

推拿方法： 用中指指端揉孩子小天心 20 次。

功效主治： 揉小天心有清热的作用，对于外感风热导致的扁桃体炎有调理作用。

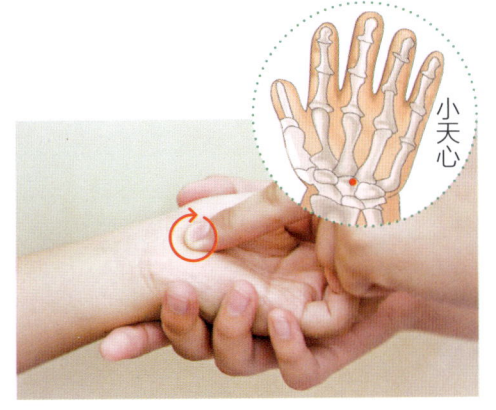

2 掐十宣

取穴定位： 在两手十指尖，靠近指甲处。

推拿方法： 推拿者在孩子双手的拇、食、中、无名、小指各掐 3~5 次。

功效主治： 掐十宣具有清热、醒脑、开窍的作用。

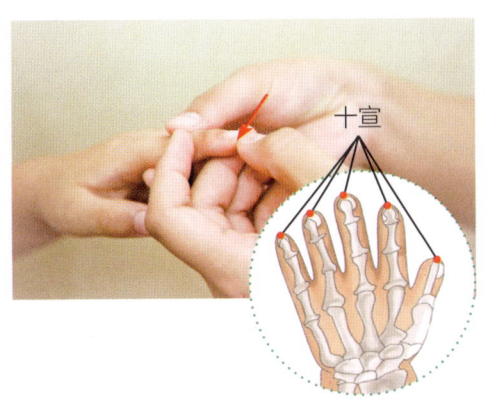

阴虚火旺型

补肾经

取穴定位： 小指掌面稍偏尺侧从指尖到指根成一直线。

推拿方法： 用拇指指腹从孩子小指尖向指根方向直推肾经 20~50 次。

功效主治： 补肾经可以滋阴清火，调理阴虚火旺引起的扁桃体炎。

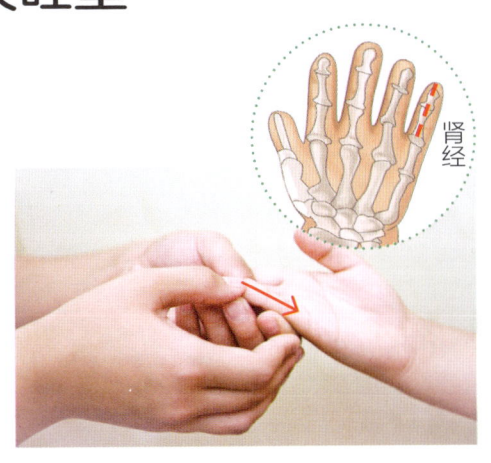

支气管哮喘
按揉天突和定喘，缓解哮喘有妙招

看视频 跟着学

支气管哮喘是一种发作性的过敏性疾病，多在幼儿期起病，常由各种不同的过敏原引起。中医认为，脾、肺、肾三脏不足，尤其是先天禀赋不足，是哮喘发病的主要因素。推拿的主要目的是健脾、宣肺、补肾。

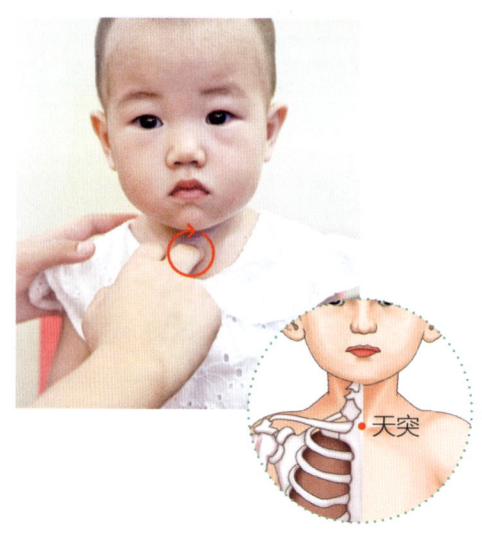

1 按揉天突

取穴定位： 在颈前区，胸骨上窝中央。

推拿方法： 用中指指端按揉孩子天突穴 30~60 次。

功效主治： 按揉天突可利咽宣肺、定喘止咳。主治咳嗽、气喘、胸痛、咽喉肿痛、打嗝等。

2 按揉定喘

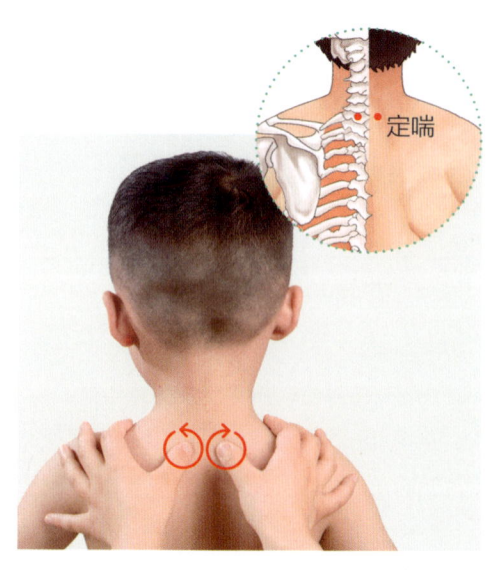

取穴定位： 在背部，在第 7 颈椎棘突下，正中线旁开 0.5 寸，左右各一。

推拿方法： 用双手拇指指腹按揉孩子定喘穴 200 次。

功效主治： 按揉定喘有止咳平喘、宣通肺气的功效，对于支气管哮喘、支气管炎有良好的调理作用。

揉天突、定喘，让孩子不再哮喘

一个3岁的孩子，患哮喘三个多月，先前接受过西医治疗，打针、输液都不能彻底消除病根。这阵子好了，过一阵子又犯。经过诊断，我发现孩子是因为体内实火重，再加上外感风寒，引发哮喘。我给孩子揉天突30次，揉定喘200次。经过一段时间的调理，这个孩子的顽固性哮喘再没犯过。

3 清肺经

取穴定位： 无名指掌面从指尖到指根成一直线。

推拿方法： 用拇指指腹从孩子无名指根部向指尖方向直推50~100次。

功效主治： 清肺经可宣肺清热、止咳平喘，对支气管哮喘有调理作用。

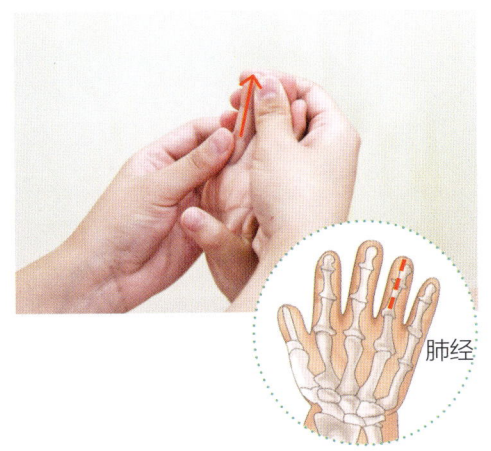

肺经

生活巧护理

- 注意保暖，预防感冒，增强身体抵抗力。
- 饮食要清淡，不能贪食肥甘厚味。
- 避免接触有刺激性的气体、粉尘等过敏原。

小偏方大功效

萝卜猪肺汤

白萝卜适量，猪肺1个，洗净后一同炖熟，食猪肺、萝卜并饮汤。

好大夫答疑

Q 怎样判断孩子得了支气管哮喘？

A 观察孩子有没有出现反复发作性的喘息、气促、胸闷、咳嗽等症状，是否在夜间和清晨病情加重；发作前有没有出现如流涕、打喷嚏、鼻塞、鼻痒、咽部不适、流泪等先兆症状。

小儿肺炎
清肺经，泻肺火

看视频 跟着学

　　肺炎是小儿常见病，3 岁以内的婴幼儿在冬春季患肺炎较多，可由病毒或细菌引起。无论哪种病原体引起的肺炎，都有不同程度的发热、咳嗽、呼吸急促、呼吸困难等症状。肺炎起病可缓可急，一般多在上呼吸道感染后数天至一周发病。

我用推拿治好了孩子的肺炎

　　有一个患肺炎的小女孩，体温达到 39℃。家长带她到医院输液，虽暂时得到缓解，过几天又开始发烧。小女孩到我这里，我给她清肺经 50 次、推六腑 50 次、运内八卦 50 次。推拿完后，小女孩的体温恢复正常。我让小女孩的家长回去后经常帮孩子做这样的推拿，坚持一段时间后，孩子的体质逐渐增强了，再没被肺炎盯上。

病证类型	症状表现
风寒闭肺型肺炎	发热、恶寒、咳嗽、呼吸气粗、口不渴、咽不红、痰稀薄
风热闭肺型肺炎	发热不怕冷、咳嗽气急、口渴、咽红、痰稠、舌红
痰热闭肺型肺炎	痰黄稠、高热面红、呼吸气粗、舌红

 清肺经

取穴定位： 无名指掌面从指尖到指根成一直线。

推拿方法： 用拇指指腹从孩子无名指根部向指尖方向直推肺经 100~300 次。

功效主治： 清肺经可宣肺清热、疏风解表、化痰止咳。

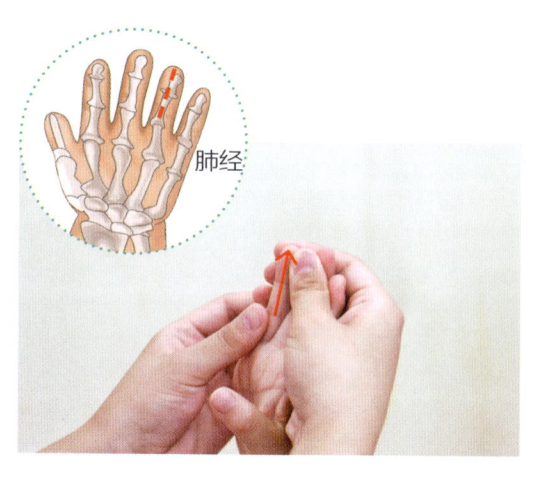
肺经

2 运内八卦

取穴定位： 在手掌面，以掌心（劳宫穴）为圆心，以圆心至中指根横纹内 2/3 和外 1/3 交界点为半径画一圆，即为内八卦。

推拿方法： 用拇指指端顺时针方向运孩子内八卦 20~50 次。

功效主治： 运内八卦能宽胸理气、止咳化痰、消食化积，对肺炎导致的咳嗽、痰多等有调理作用。

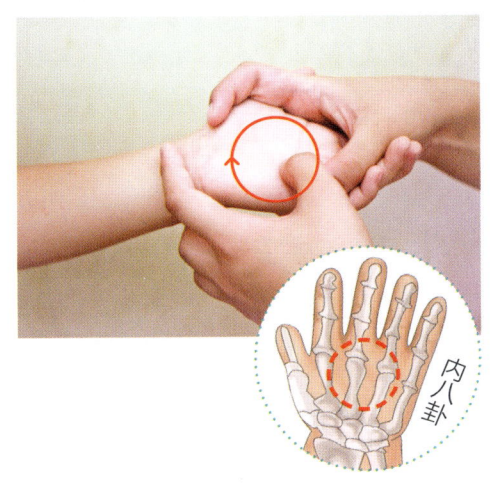

3 推六腑

取穴定位： 前臂尺侧，腕横纹至肘横纹成一直线。

推拿方法： 用拇指或食中二指的指端，沿着孩子的前臂尺侧，从肘横纹推向腕横纹，推 100~300 次。

功效主治： 推六腑有清热、凉血、解毒的功效，可以缓解肺炎导致的发热。

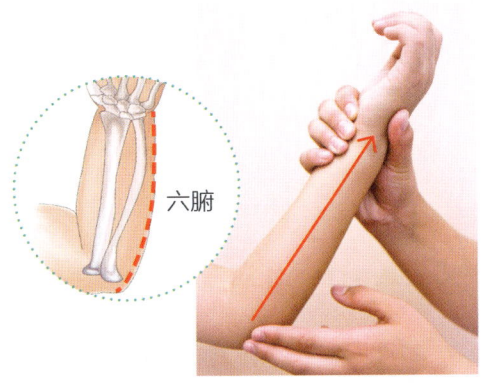

风寒闭肺型肺炎

揉外劳宫

取穴定位： 手背中心，第 2、3 掌骨之间，掌指关节后 0.5 寸，与内劳宫相对处。

推拿方法： 用拇指指端按揉孩子外劳宫 20~50 次。

功效主治： 按揉外劳宫可帮助孩子排出体内的寒湿之气，对肺炎有一定调理作用。

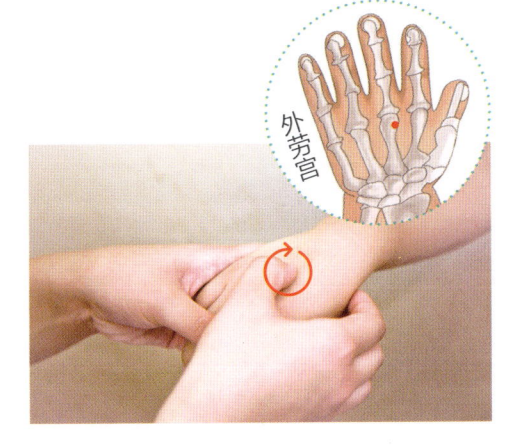

风热闭肺型肺炎

掐揉二扇门

取穴定位： 双手掌背中指根本节两侧凹陷处。食中二指交界处为一扇门，中指与无名指交界处为二扇门。

推拿方法： 用拇指指端掐揉孩子二扇门20~50次。

功效主治： 掐揉二扇门可发汗解表、退热平喘，对因风热引起的肺炎有调理作用。

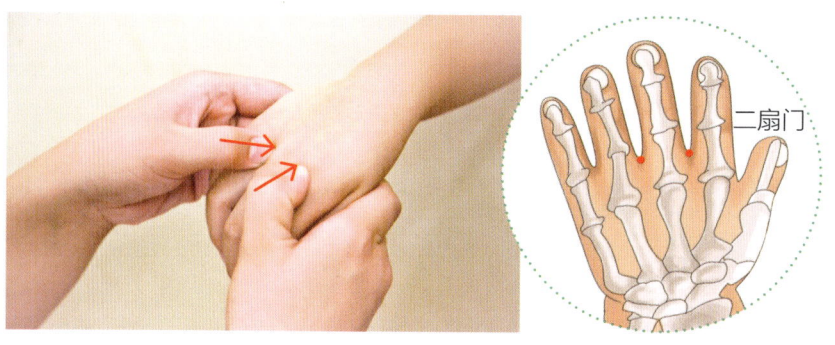

痰热闭肺型肺炎

揉小天心

取穴定位： 手掌大小鱼际交接的凹陷处。

推拿方法： 用中指指端揉孩子小天心20~50次。

功效主治： 揉小天心有清热的作用，对于痰热犯肺引起的小儿肺炎有调理作用。

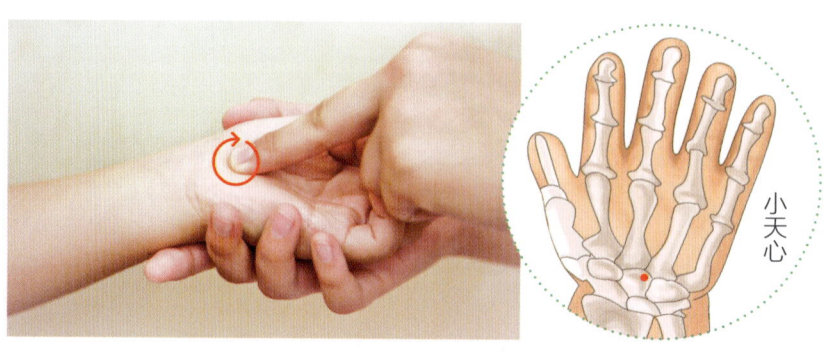

PART 4

孩子消化系统常见病推拿

让孩子不积食、吃饭香、身体棒

积食
摩腹、捏脊轻松除

看视频 跟着学

积食是指孩子肠胃乳食停聚、不能消化，出现腹部胀满或疼痛、食欲缺乏、大便失调等症状。积食多是食入过量生冷、油腻食物造成的。推拿治疗积食的原则是消食导滞、健脾益胃。

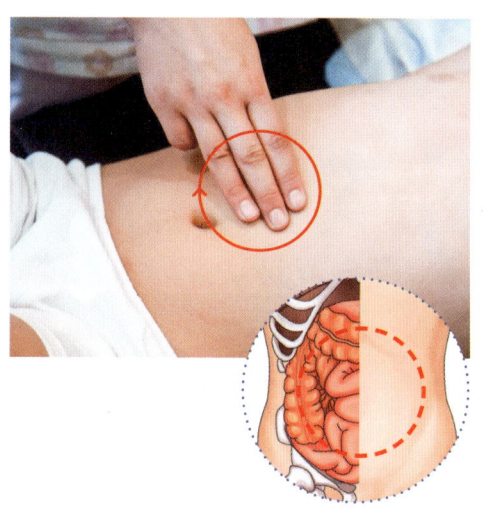

1 摩腹

取穴定位： 整个腹部。

推拿方法： 用右手中间三指顺时针摩孩子腹部3分钟。

功效主治： 中医认为，脾胃是气血生化之源。摩腹可以健脾助运，防治积食。

2 捏脊

取穴定位： 后背正中，整个脊柱，从大椎至长强成一条直线。

推拿方法： 由下而上提捏孩子脊旁1.5寸处3~5遍，每捏三次向上提拿一次。提捏力度要适中。

功效主治： 捏脊可以促进孩子脾胃消化，避免积食。

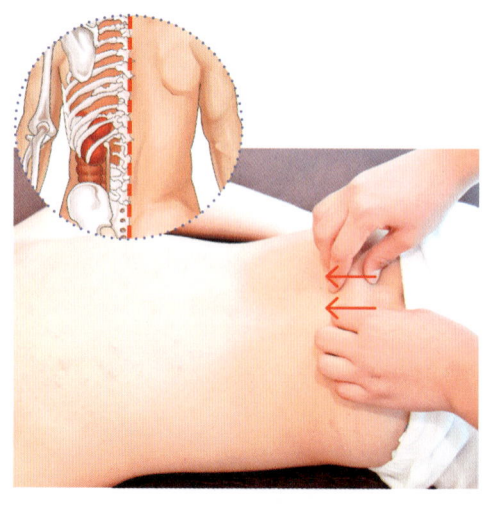

3 按揉足三里

取穴定位： 外膝眼下3寸，胫骨旁1寸，左右各一。
推拿方法： 用拇指指腹顺时针按揉孩子的足三里穴50~100次。
功效主治： 按揉足三里可健脾和胃、调中理气、通络导滞，对于因脾胃不和引起的食积不化有调理作用。

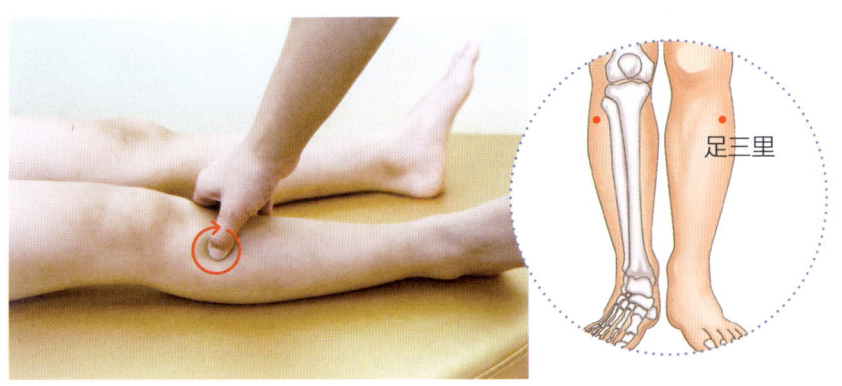

生活巧护理

- 孩子积食，先要从调理饮食结构入手，适当控制进食量。食物应该稀软、易于消化，比如米汤、面汤之类。
- 不要一味给孩子增加高热量、高脂肪的食物。让孩子多吃蔬菜、水果，少吃肉，适当增加碳水化合物类。
- 坚持户外活动，太阳好的时候多带宝宝到户外活动。
- 晚上不要吃得过饱，否则不易消化，容易积食。

小偏方大功效

山药粥

大米120克，洗净后与山药片80克一起入锅煮至米烂。食用时加适量白糖，有调补脾胃、滋阴润燥的作用。

好大夫答疑

Q 有什么好方法能改善孩子消化不良呢？

A 将湿毛巾放到微波炉加热，趁热用塑料袋装起，放在孩子腹部热敷，让孩子躺下休息。需要注意的是，湿毛巾的温度以不烫伤皮肤为宜。

吃饭不香
补脾经、揉板门能开胃

看视频 跟着学

　　小儿厌食指的是在较长一段时间里饮食不香，或者拒绝饮食，身体逐渐消瘦。本病多因喂养方式不当、过度给孩子喂养高营养食品，导致其消化能力不足，出现食欲下降。推拿调理以健脾和胃、促进消化吸收为主要原则。

补脾经、揉板门，让孩子吃嘛嘛香

　　6岁的小女孩佳佳，平时十分爱吃零食，吃饭却挑三拣四。由于长期饮食不合理，孩子面黄肌瘦，也不长个儿。经过诊断，我发现孩子脾胃虚弱，这可能是长期吃零食导致的。我给孩子做补脾经、揉板门的推拿，从根本上调理脾胃，并让孩子平时多吃一些开胃助消化的食物，比如山楂、鸡内金粥等。按照这个方法坚持一段时间后，孩子吃饭香了，身体也比之前壮实了。

1 补脾经

取穴定位： 拇指桡侧缘指尖到指根成一直线。

推拿方法： 用拇指指腹从孩子拇指尖向指根方向直推脾经 50~100 次。

功效主治： 补脾经可以健脾和胃，调理食欲不振、吃饭不香等问题。

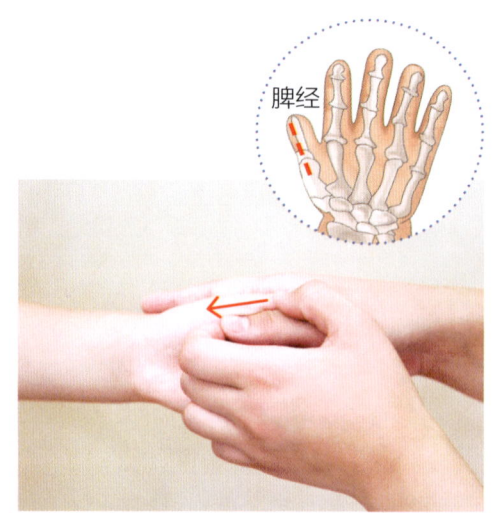

2 揉板门

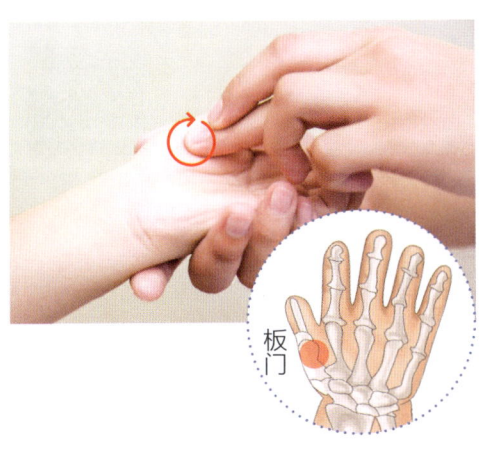

取穴定位： 手掌大鱼际中央整个平面。

推拿方法： 用中指指腹按揉孩子板门穴50~100次。

功效主治： 揉板门可以健脾和胃、消食化滞，调治吃饭不香等问题。

3 摩腹

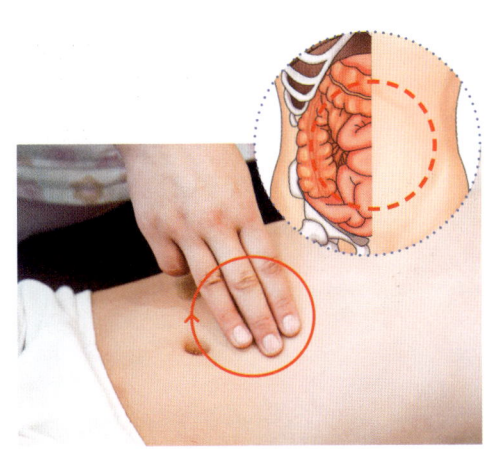

取穴定位： 整个腹部。

推拿方法： 用右手中间三指顺时针摩孩子腹部3分钟。

功效主治： 中医认为，脾胃是气血生化之源。通过摩腹可以达到健脾胃、利消化的目的，调理孩子不思饮食等问题。

生活巧护理

- 日常饮食要合理搭配，如粗细粮搭配、荤素搭配等。
- 建立良好的饮食习惯，平时少吃零食，不偏食、不挑食，少吃高糖、高脂食物，吃饭定时定量，不要让孩子边吃边玩。
- 平常少吃板栗、粽子等难消化的食物，夏季少喝冰镇饮料。

小偏方大功效

鸡内金粥

将鸡内金用小火炒至黄褐色，研成细末。先将大米120克加水适量煮至稀稠适当，再放入鸡内金粉3~6克，加适量白糖混匀，分次温服。

好大夫答疑

Q 中药敷贴可以治孩子厌食吗？

A 调理寒湿伤脾引起的小儿厌食，可将吴茱萸、白胡椒、白术各5克研成细末，用陈醋调成膏状，敷在孩子肚脐上，外面用纱布固定。每2天换一次药，7天为一个疗程。

饭后呕吐
推膻中、揉肚子就解决

呕吐是指胃内容物或一部分小肠内容物，通过食管逆流出口腔的复杂反射动作，是一种常见的消化道症状。主要表现为饭后呕吐、吐物酸臭或呈清稀黏液，时有恶心、嗳气、脘腹胀痛、不思进食等。

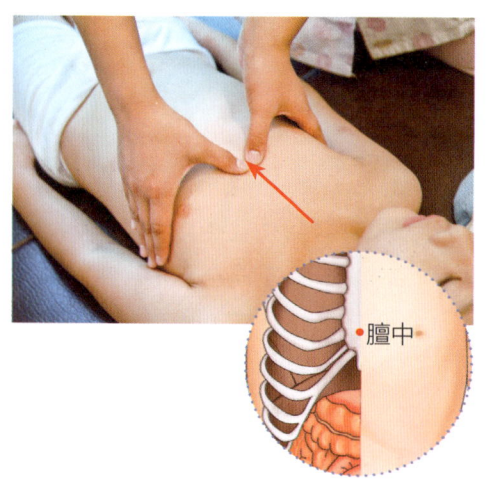

1 推膻中

取穴定位： 前正中线上，两乳头连线的中点处。

推拿方法： 用双手拇指桡侧缘从孩子天突穴向下直推至膻中 50～100 次。

功效主治： 推膻中有理气宽胸、止咳化痰、止呕的功效，能有效改善呕吐等问题。

2 摩腹

取穴定位： 整个腹部。

推拿方法： 用右手中间三指顺时针摩孩子腹部 3 分钟。

功效主治： 中医认为，脾胃是气血生化之源。摩腹可以健脾胃、利消化，有助于调理食后呕吐。

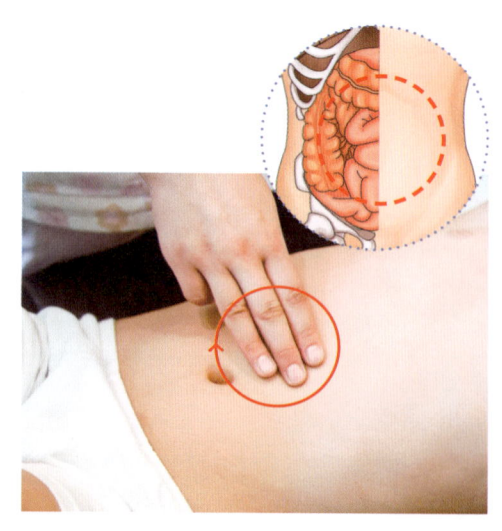

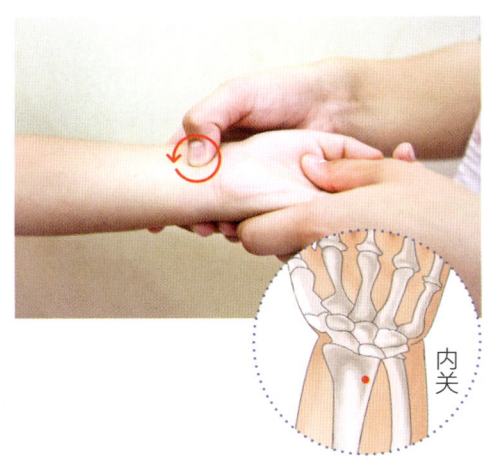

3 按揉内关

取穴定位： 伸臂仰掌，腕横纹正中上2寸，两筋之间凹陷处。

推拿方法： 用拇指指端按揉孩子内关穴100~300次。

功效主治： 按揉内关可理气止痛、调和脾胃。主治孩子饭后呕吐等。

4 揉板门

取穴定位： 手掌大鱼际中央整个平面。

推拿方法： 用中指指腹按揉孩子板门穴100次。

功效主治： 揉板门可以健脾和胃、消食化滞，有降逆止呕的作用。

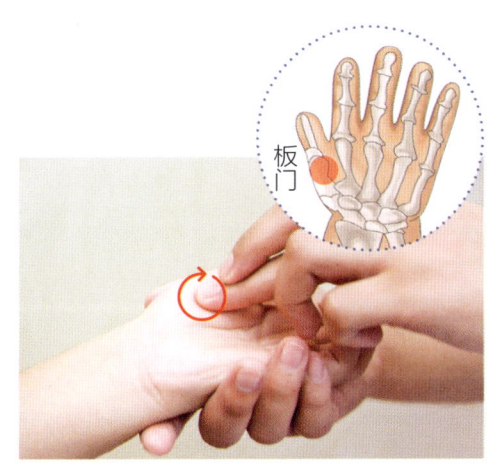

生活巧护理

- 呕吐时，要马上将孩子的头侧向一面，以免呕吐物呛入气管，引起吸入性肺炎。呕吐时不要喂奶、喂药，不要随意搬动孩子。
- 平时注意饮食调理，喂食要定时定量，少吃高脂食物。

小偏方大功效

紫苏粥

鲜紫苏叶5克，大米20克。先用大米煮粥，粥将熟时加入紫苏叶，稍煮即可。

好大夫答疑

Q 孩子呕吐，用推拿的方法都能调理吗？

A 引起孩子呕吐的原因很多，有些见于某些急性传染病如流脑、乙脑，以及急腹症如肠梗阻、肠套叠的先兆症状。如果是上述疾病引起的呕吐，就要到医院进行治疗。

口臭
推脾经，清脾胃之火

看视频 跟着学

孩子口中腥臭，多和积食有关。胃的功能是腐化食物，小儿积食时，胃里的食物腐化后不能及时被脾脏转化为水谷精微运送到全身，这时候食积化火，胃中之气就会顺着食管上行，导致口臭。推拿可以清除胃火，从而消除口臭。

1 清脾经

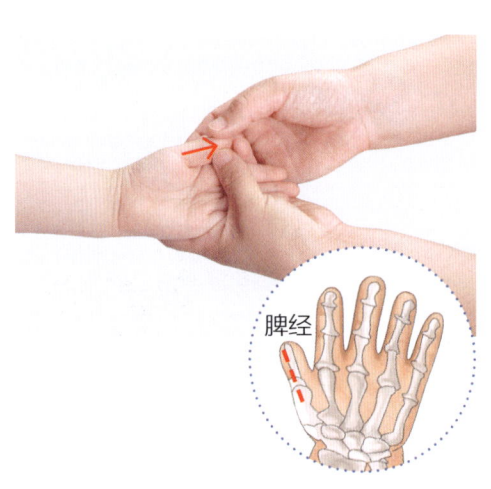

取穴定位：拇指桡侧缘指尖到指根成一直线。

推拿方法：用拇指从孩子指根向指尖方向直推脾经100~300次。

功效主治：清脾经可以清脾胃湿热，消除孩子因积食引起的口臭。

2 按揉内劳宫

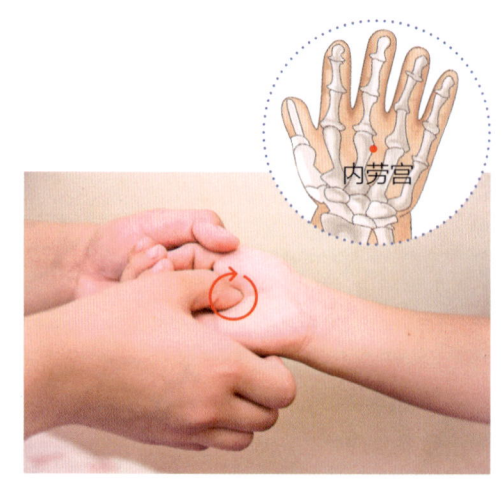

取穴定位：在手掌心，自然握拳屈指时中指尖处。

推拿方法：用拇指指端按揉孩子内劳宫3~5分钟。

功效主治：按揉内劳宫有清心火、安心神、除口臭的功效。

3 清胃经

取穴定位： 拇指第1掌骨桡侧缘。

推拿方法： 用拇指指腹从孩子大鱼际外侧缘掌根处向拇指根直推100~300次。

功效主治： 清胃经可以降逆和胃、清泻胃火。主治因胃火过盛引起的口臭。

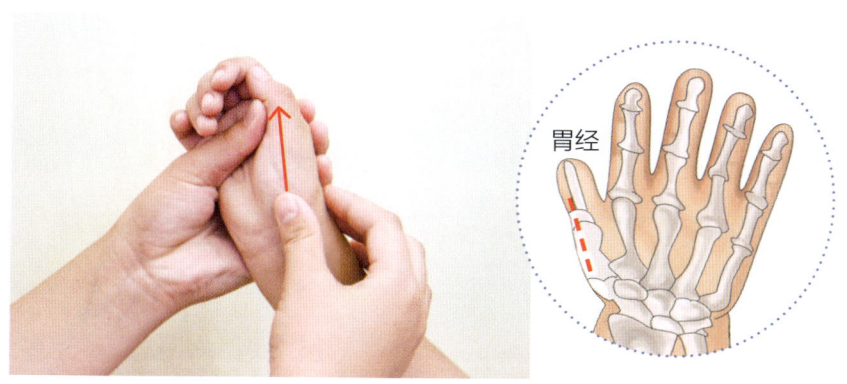

生活巧护理

- 养成良好的饮食习惯，进食要定时定量，少吃油炸、煎烤的食物。
- 要吃新鲜、清洁的食物，避免不洁净的饮食。
- 多喝白开水，保持口腔湿润。夜晚睡眠时，唾液分泌减少，口腔相对干燥，细菌容易繁殖，清晨就会出现口臭。预防晨起口臭，最重要的是保持口腔湿润。

小偏方大功效

西瓜番茄汁

西瓜瓤适量，挑去西瓜子；番茄半个，去皮、去子。将滤网或纱布清洗干净，消毒，滤取西瓜和番茄中的汁液，喂给孩子喝。每日2~3次，每次1小杯。

好大夫答疑

Q 孩子平时吃哪些食物可以预防口臭？

A 预防口臭，可以选择牛奶、柠檬、香芹、酸奶、金橘、蜂蜜、山楂等食物。

腹泻
分清寒热，揉揉肚子可缓解

看视频 跟着学

小儿腹泻是脾胃功能失调导致的消化道疾病，四季皆可发生，夏秋季较多见。慢性腹泻会导致营养不良、生长发育迟缓等。中医认为，小儿腹泻的原因多是脾胃虚弱。喂养不当、饮食不洁或外感风寒等都会导致脾胃运化失调，引起腹泻。

病证类型	症状表现
风寒泻	便稀色淡、有泡沫、无臭味或臭味较轻，肠鸣腹痛，口不渴，常伴有恶寒、发热、鼻塞流涕
湿热泻	腹痛伴有泄泻，大便急，伴发热口渴，小便短少
伤食泻	近期有伤食史，大便稀溏、夹有食物残渣、气味酸臭，伴有恶心、呕吐、口臭、腹胀
脾虚泻	久泻不愈或时泻时止，大便稀溏或水样，粪便中有食物残渣，神情疲乏

1 摩腹

取穴定位： 整个腹部。

推拿方法： 用右手中间三指逆时针推拿孩子腹部3分钟。

功效主治： 中医认为，脾胃是气血生化之源。摩腹可以健脾胃、助消化，调理腹泻。

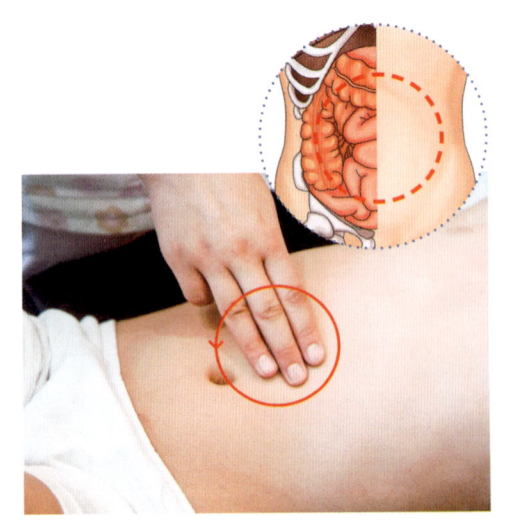

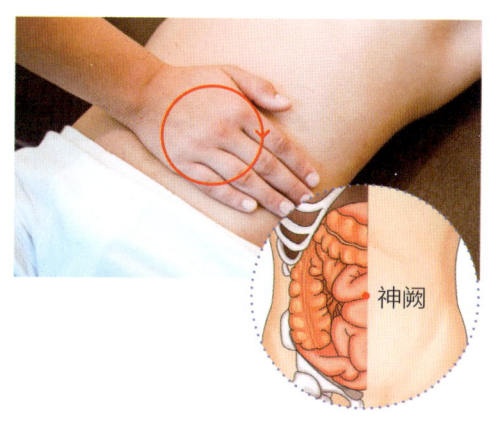

2 揉神阙

取穴定位： 肚脐中心。

推拿方法： 以一手掌根按揉孩子神阙穴1~3分钟。

功效主治： 揉神阙可温阳散寒、补益气血、健脾和胃、消食导滞。主治各种腹泻。

3 推七节骨

取穴定位： 第4腰椎至尾椎骨端成一条直线。

推拿方法： 用拇指桡侧缘自下向上或自上向下直推孩子七节骨50~100次。

功效主治： 往下推七节骨有泻热通便的功效，可调理实热痢疾；往上推七节骨能温阳止泻，可调理虚寒腹泻。

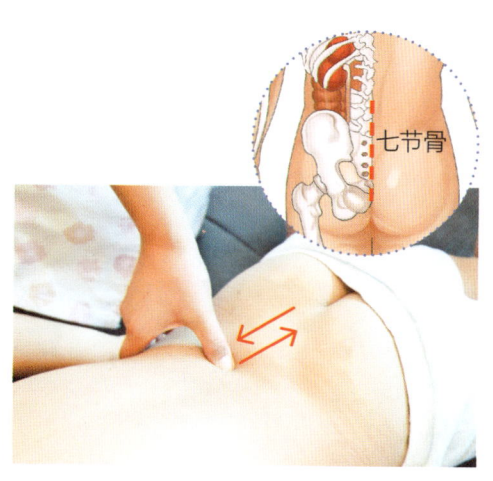

风寒泻

拿肚角

取穴定位： 脐下2寸，旁开2寸左右的大筋上。

推拿方法： 以拇指和食中二指相对用力拿捏肚角，左右各拿1~3次。

功效主治： 肚角为止腹痛要穴，拿肚角对于寒性腹痛、腹泻有调理作用。

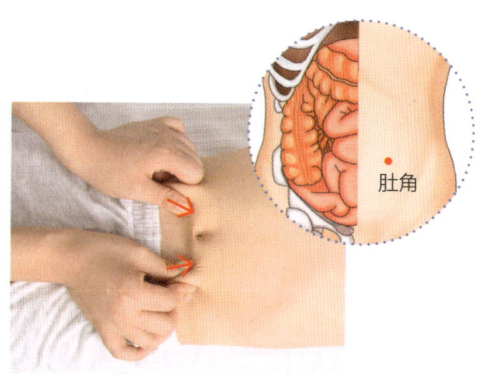

湿热泻

清大肠经

取穴定位： 食指桡侧缘，从食指尖至虎口成一直线。

推拿方法： 用拇指从孩子的虎口直推向食指尖 100~300 次。

功效主治： 清大肠经可以清利湿热、通腑导滞，对腹泻有很好的调理作用。

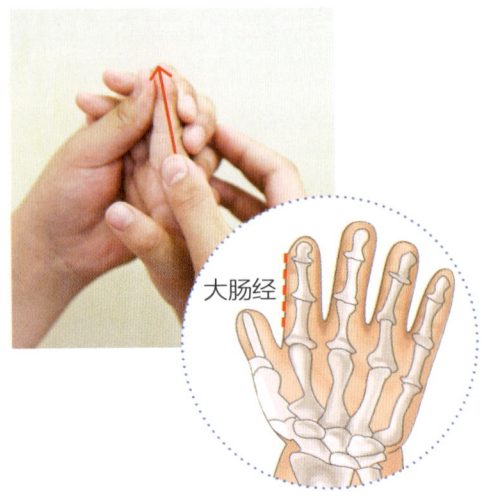

伤食泻

按揉胃俞

取穴定位： 背部第 12 胸椎棘突下，旁开 1.5 寸，左右各一。

推拿方法： 用拇指指腹按揉孩子胃俞穴 100 次。

功效主治： 按揉胃俞有和胃助运、消食导滞的作用。主治因伤食引起的腹泻。

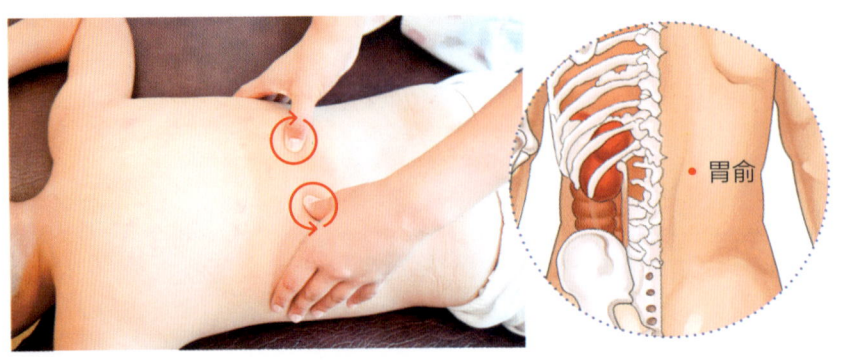

脾虚泻

捏脊

取穴定位： 后背正中，整个脊柱，从大椎至长强成一条直线。

推拿方法： 由下而上提捏孩子脊旁 1.5 寸处 3~5 遍，每捏三次向上提拿一次。提捏力度要适中。

功效主治： 捏脊可以促进孩子脾胃消化，调理腹泻。

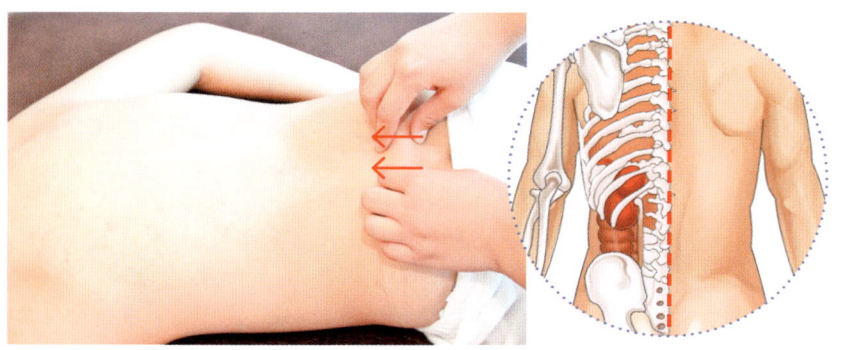

生活巧护理
- 让孩子饭前便后洗手，不吃不洁食物，不喝生水。
- 腹泻期间，给孩子吃清淡、易消化的食物。
- 腹泻停止后，可先让孩子吃少量软食，再逐步过渡到正常饮食。

小偏方大功效

红豆粥

红豆 15 克，大米 20 克，白糖适量。先煮红豆至熟烂，再加入大米熬至粥熟，加入白糖即可。

好大夫答疑

Q 什么样的腹泻需要到医院治疗？

A 如果孩子有持续时间超过半小时的严重腹部疼痛，在腹泻后仍未减轻；不能进食，频繁呕吐；3 天内病情不见好转，频繁排稀水样便等。出现以上情形需要到医院诊治。

便秘
揉板门、摩腹,轻松通便

看视频 跟着学

小儿的脾胃功能比较虚弱,很容易遭受外邪侵袭。外邪积聚脾胃,会影响胃肠的蠕动功能,时间长了就会便秘。帮助孩子调理便秘,推拿是简单有效的方法。

病证类型	症状表现
实秘	大便干结,如羊粪状,排便吃力,伴随腹胀、烦躁、口臭、尿黄、舌苔黄
虚秘	面色发白,平时气短神疲、便后乏力,精神状态差,常有便意,排便时间延长,但排便乏力,用力汗出,大便性状不干硬

1 揉板门

取穴定位: 手掌大鱼际中央整个平面。

推拿方法: 用中指指腹按揉孩子板门穴100次。

功效主治: 揉板门可以增强孩子脾胃功能,促进消化,通利大便。

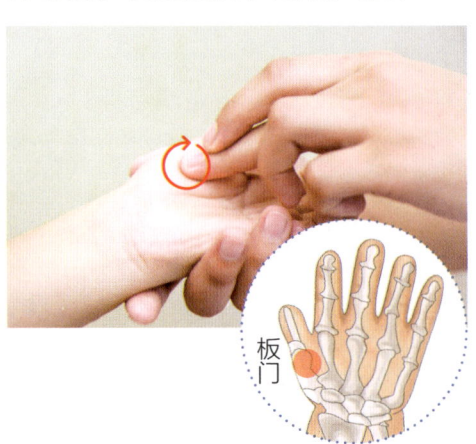
板门

2 摩腹

取穴定位: 整个腹部。

推拿方法: 将掌心放在孩子腹部,做顺时针方向摩腹100次。

功效主治: 摩腹可以通调腑气,缓解便秘。

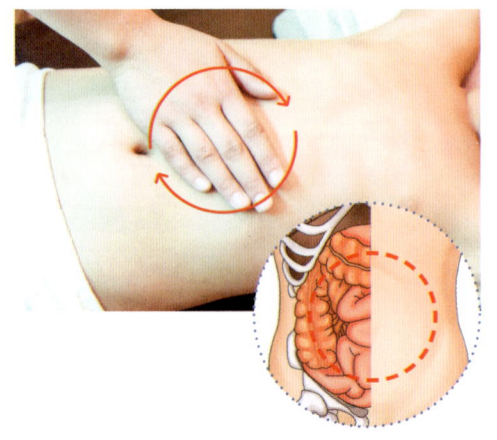

实秘

清大肠经

取穴定位： 食指桡侧缘，从食指尖至虎口成一直线。

推拿方法： 用拇指从孩子虎口直推向食指尖 100~300 次。

功效主治： 清大肠经能清利肠道，改善实秘。

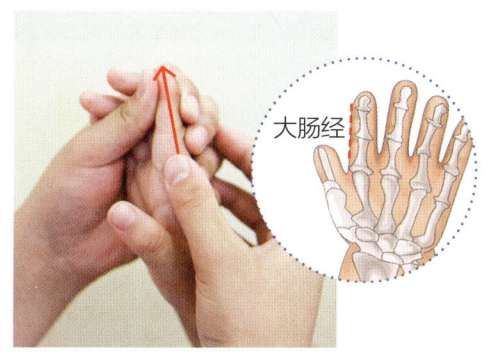

虚秘

补脾经

取穴定位： 拇指桡侧缘指尖到指根成一直线。

推拿方法： 用拇指指腹从孩子拇指尖向指根方向直推脾经 100~300 次。

功效主治： 补脾经能健脾益胃，使孩子脾胃调和，还能促进排便。

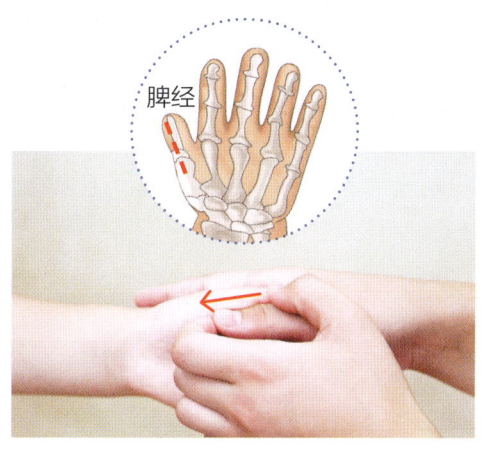

生活巧护理

- 多喝水，有助于增加肠道内水分，软化粪便。
- 多吃能促进肠道蠕动、软化粪便的食物，如富含膳食纤维的各种绿叶菜、水果、粗粮、豆制品等。
- 不要吃辛辣刺激、油炸烧烤的食物，也不要吃膨化食品。这些食品会引起肠燥，加重便秘。
- 适当增加脂肪摄入。很多坚果有润滑肠道的作用，有利于排便，如花生、核桃、松子等（太小的孩子不建议食用坚果）。

肥胖
揉中脘和天枢，告别小胖墩

看视频 跟着学

　　肥胖以超过标准体重的20%为特征，是人体内脂肪积聚过多的表现。任何年龄的孩子都可能发生肥胖，但常见于婴儿期、学龄前期及青春期。中医认为，暴饮暴食、劳逸不当等使脾胃的运化功能失常，或痰湿积聚在体内都会导致肥胖。

1 按揉中脘

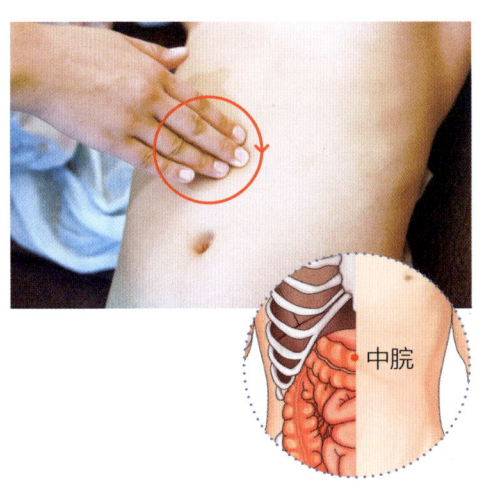

取穴定位： 肚脐直上4寸。

推拿方法： 用右手中间三指顺时针按揉孩子中脘穴3分钟。

功效主治： 按揉中脘可调理肠胃消化功能，促进新陈代谢，帮助减肥。

2 按揉天枢

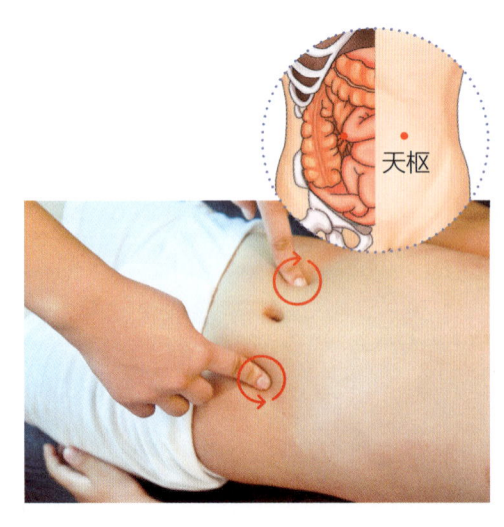

取穴定位： 脐旁2寸，左右各一。

推拿方法： 用双手食指或中指按揉孩子天枢穴1~3分钟。

功效主治： 按揉天枢可疏调大肠、理气助消化。主治积食不化、肥胖。

3 捏脊

取穴定位： 后背正中，整个脊柱，从大椎至长强成一条直线。

推拿方法： 由下而上提捏孩子脊旁1.5寸处3~5遍，每捏三次向上提拿一次。提捏力度要适中。

功效主治： 捏脊可以促进孩子脾胃消化，有助于减肥。

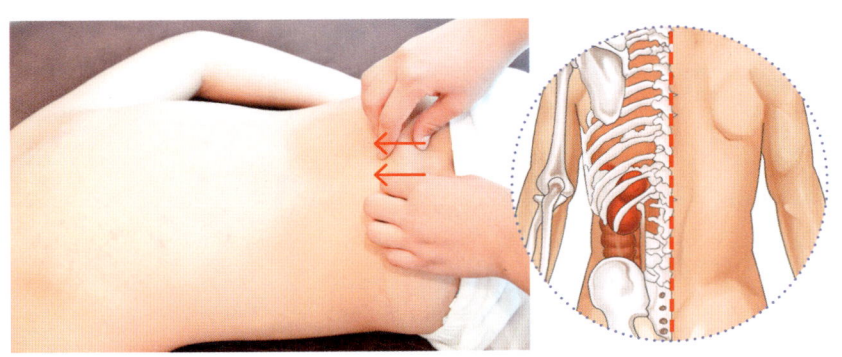

生活巧护理

- 小婴儿提倡母乳喂养，辅食添加要合理。
- 对食欲旺盛的孩子，要挑选体积较大且低热量的食物，如蔬菜、瓜果等；尽量避免油腻、甜食及含盐量高的饮食。
- 让孩子做适量的体育锻炼，以散步、体操、游戏为宜。

小偏方大功效

冬瓜海米粥

冬瓜40克，海米10克，大米40克。冬瓜去皮去瓤，洗净切碎；海米用温水洗去泥沙待用；大米淘净，加水用大火煮粥，煮开后下海米、冬瓜碎，改小火继续熬煮大约15分钟即可。

好大夫答疑

Q 有什么方法可以预防孩子肥胖？

A 肥胖的发生与出生体重有关，因此，预防肥胖要从孕期开始。孕妇在妊娠晚期要避免营养过剩，减少巨大儿出生的概率。婴幼儿时期可定期到保健门诊做生长发育监测，发现过重或肥胖现象要及时干预调治。

腹痛
揉足三里、中脘，止痛快

看视频 跟着学

腹痛是较为常见的小儿病症，表现为下腹、脐周发生不同程度的疼痛，常伴有形体消瘦、哭闹不安等。中医认为，引起腹痛的原因很多，主要与饮食不节、寒温失调、情志刺激等因素有关。

病证类型	症状表现
虚寒型	腹内隐隐作痛，腹部怕冷喜暖，手脚冰凉，形体消瘦
实寒型	手足心冰凉，腹部寒凉，严重的会发热、呕吐
饮食不节型	没有食欲，反酸，大便后腹痛感减轻

1 按揉足三里

取穴定位： 外膝眼下3寸，胫骨旁1寸，左右各一。

推拿方法： 用拇指指腹顺时针按揉孩子足三里穴50次，两侧可以同时进行。

功效主治： 按揉足三里可健脾和胃、调中理气。主治腹痛、腹胀等。

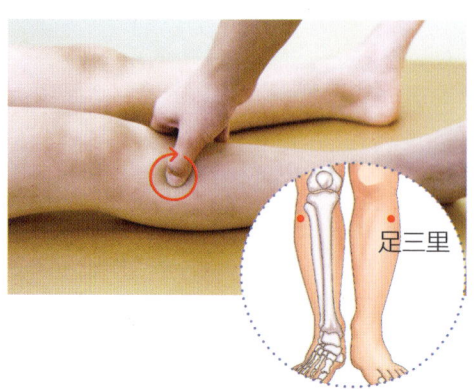
足三里

2 揉中脘

取穴定位： 肚脐直上4寸。

推拿方法： 用掌根或者全掌顺时针方向轻轻揉孩子中脘穴3~5分钟。

功效主治： 揉中脘可辅治孩子腹胀、呕吐、泄泻、食欲缺乏、腹痛等。

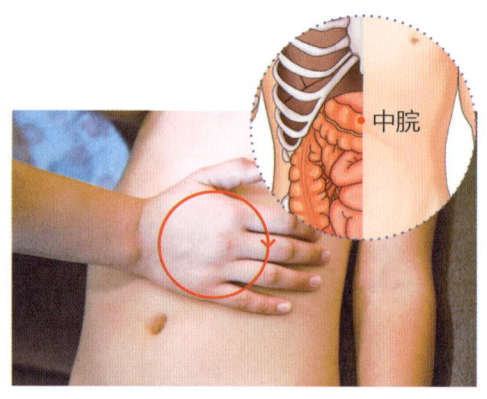
中脘

虚寒型

补脾经

取穴定位：拇指桡侧缘指尖到指根成一直线。

推拿方法：用拇指指腹从孩子拇指尖向指根方向直推脾经 50~100 次。

功效主治：补脾经可以温暖脾胃，调理因脾胃虚寒导致的腹痛。

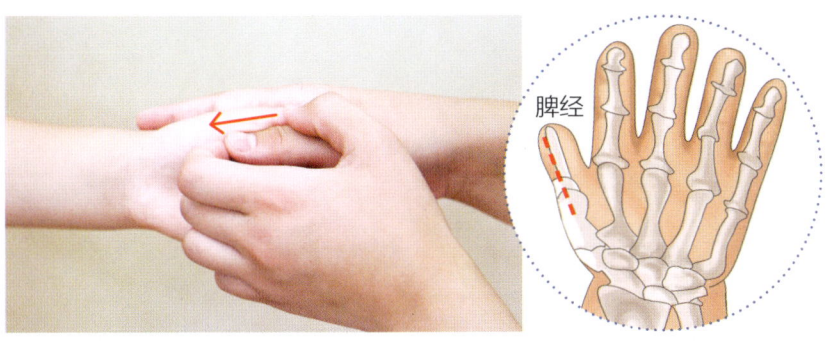

实寒型

推三关

取穴定位：前臂桡侧，从肘部（曲池穴）至手腕根部成一直线。

推拿方法：用食中二指指腹自孩子腕部推向肘部 100~300 次。

功效主治：推三关有温阳散寒的功效。主治受寒腹痛。

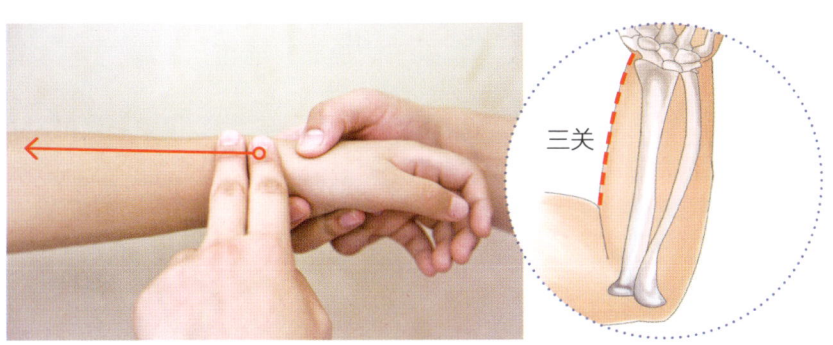

饮食不节型

清大肠经

取穴定位： 食指桡侧缘，从食指尖至虎口成一直线。
推拿方法： 用拇指从孩子的虎口直推向食指尖 100~300 次。
功效主治： 清大肠经能清利肠道，辅助治疗便秘、腹泻等症。

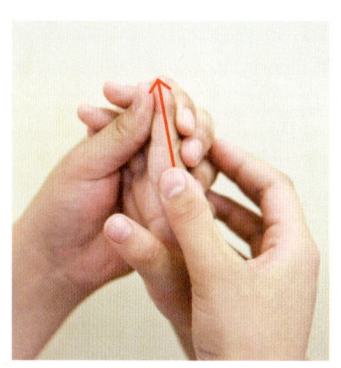
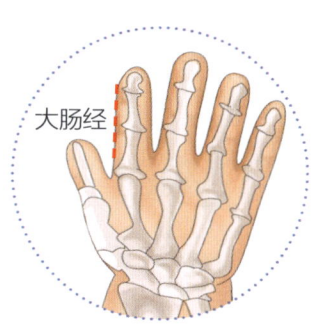

大肠经

生活巧护理
- 孩子腹痛时要注意保暖，避免受外邪侵袭；做到饮食有节，不暴饮暴食，不过食生冷食品。
- 孩子腹痛时，如果伴有面色苍白、冷汗淋漓、四肢发凉等症状，要立刻到医院治疗。

小偏方大功效

莱菔子粥

取莱菔子 5 克、大米 50 克，莱菔子炒后研成末，与大米一同煮粥即可。莱菔子辛散耗气，故气虚无积食者慎用。

好大夫答疑

Q 孩子腹痛时，能否用止痛药给孩子止痛？

A 不能在没有医生允许的情况下随意给孩子服用止痛药，因为某些药物可能会对孩子胃黏膜产生刺激，从而加重疼痛。

PART 5

孩子泌尿系统常见病推拿

妙手护肾,养好孩子先天之本

尿频
补肾经肾气足

看视频 跟着学

小便次数多，一般每天超过 10 次即称为"尿频"。该病每次尿量不多，排尿时伴有痛或不痛，排尿有急迫感，甚至经常尿裤子。中医认为，尿频主要是因为小儿体质虚弱、肾气不足而无力制约水道导致。2 岁以下的婴幼儿因中枢神经发育不完善，出现尿频而不伴疼痛症状时，不作为病态。

病证类型	症状表现
气虚型	小便频多、淋漓不净、色白而清，面色苍白，四肢不温，腹部发凉，少气懒言
阴虚型	小便频多、不能控制、尿色深，口干舌燥，手足心热，两颧发红

1 补肾经

取穴定位： 小指掌面稍偏尺侧从指尖到指根成一直线。

推拿方法： 用拇指指腹从孩子小指尖向指根方向直推肾经 100～200 次。

功效主治： 补肾经能补肾益脑、温补下元。主治多尿、遗尿、肾虚腹泻等。

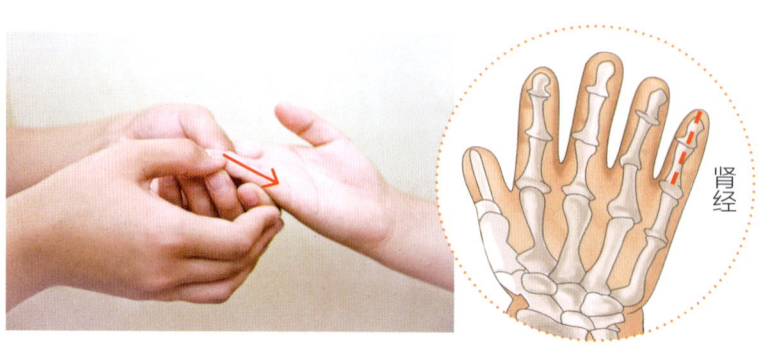

2 清小肠经

取穴定位： 小指尺侧赤白肉际，自指尖到指根成一直线。

推拿方法： 从孩子小指根直推向小指尖100~300次。

功效主治： 清小肠经有清泻心与小肠之火的作用。主治阴虚尿频、尿潴留、小便赤涩等问题。

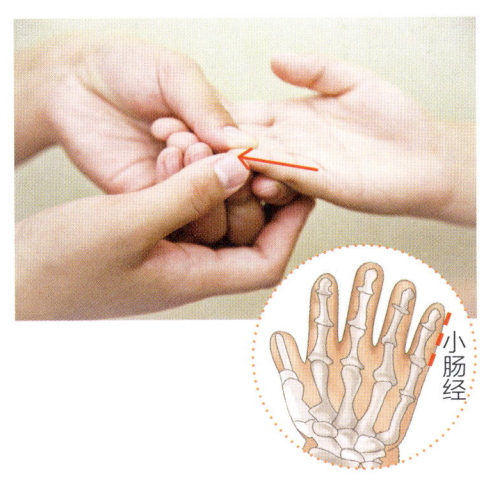

3 按揉肾俞

取穴定位： 第2腰椎棘突下，腰部正中线旁开1.5寸处，左右各一。

推拿方法： 用双手拇指指腹按揉孩子肾俞穴10~30次。

功效主治： 按揉肾俞可补肾益气、强健身体。主治因肾虚导致的尿频。

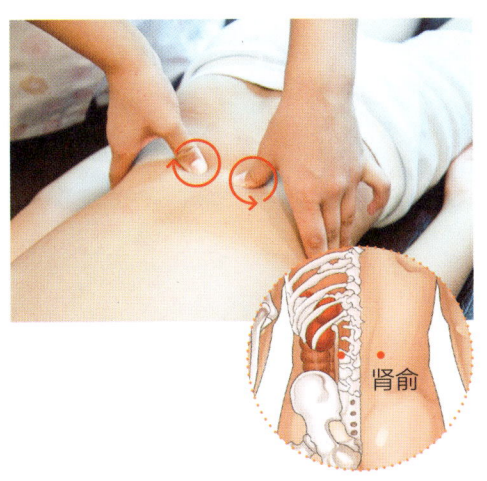

4 按揉膀胱俞

取穴定位： 在骶部，横平第2骶后孔，骶正中嵴旁1.5寸，左右各一。

推拿方法： 用双手拇指指腹按揉孩子膀胱俞2分钟。

功效主治： 按揉膀胱俞有清热利湿、通经活络的作用。主治尿频、小便赤涩等。

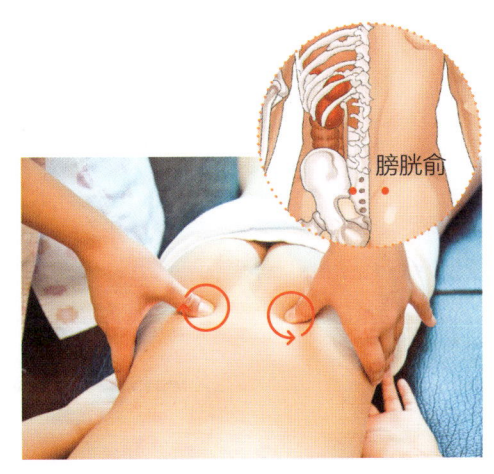

气虚型

1 补肺经

取穴定位： 无名指掌面从指尖到指根成一直线。

推拿方法： 用拇指指腹从孩子无名指尖向指根方向直推肺经 50 次。

功效主治： 补肺经可以补益肺气。主治气虚引起的尿频等。

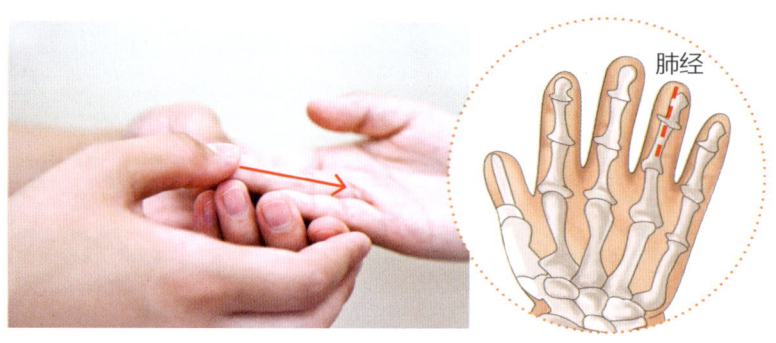

2 捏脊

取穴定位： 后背正中，整个脊柱，从大椎至长强成一条直线。

推拿方法： 由下而上提捏孩子脊旁 1.5 寸处 3~5 遍，每捏三次向上提拿一次。

功效主治： 捏脊可以刺激督脉和膀胱经之气，辅助调理孩子尿频。

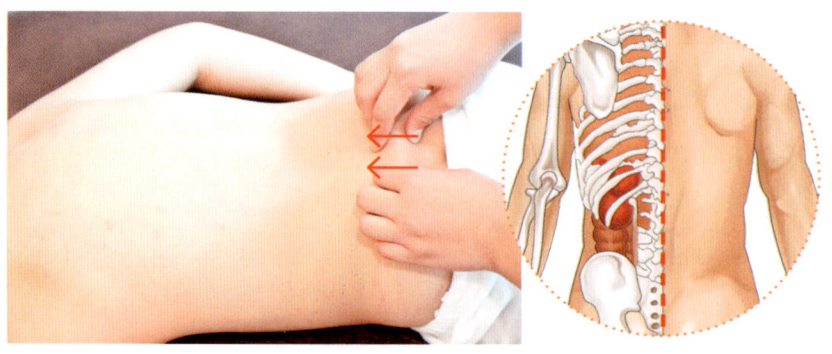

阴虚型

清肝经

取穴定位：食指掌面从指根到指尖成一直线。
推拿方法：用拇指指腹从孩子食指根向指尖直推肝经 100~300 次。
功效主治：清肝经能清泻肝火，调理因肝经湿热引起的遗尿。

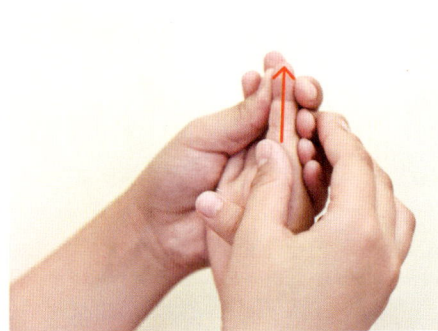
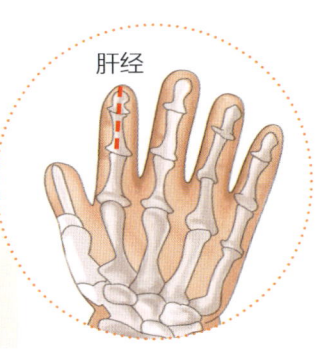

生活巧护理

- 要注意卧床休息，防止过度劳累和兴奋。要注意预防感冒和保持皮肤清洁，可用温毛巾每天擦一遍全身。
- 孩子小便时，不要突然惊吓或者开玩笑，以免引起大脑皮质功能紊乱而出现尿频。
- 因肾气虚弱导致的尿频，可遵医嘱配合服用补肾益气类中成药。

小偏方大功效

韭菜子饼

取 10~15 克韭菜子，用擀面杖碾细碎，与面粉和在一起烙饼，当点心给孩子吃，每天吃 1 个即可。韭菜子有温肾止遗的功效，对于肾气不固引起的尿频有调理作用。

好大夫答疑

Q 给尿频的孩子做推拿调理时，要注意什么？

A 给孩子推拿前，应检查孩子尿道口是否红肿、小便性状有没有异常，要排除泌尿系统感染导致的尿频。

尿床
揉百会、按气海,补肾止遗

遗尿指的是孩子 3 岁以上,在睡眠中不自觉地排尿,俗称"尿床"。尿床多发生在夜间,因为患儿睡眠较深,不容易醒,每夜或间歇性地发生。轻者数夜一次,重者一夜数次。中医认为,此病与小儿肾气不足、膀胱湿热有关。

病证类型	症状表现
肾气不足型	尿床、反应迟钝、肢体怕冷、腰腿无力、小便色清量多
脾肺气虚型	精神疲倦、形体瘦弱、大便清稀、食欲缺乏
肝经湿热型	尿色黄、尿频而短、面色红赤、性情急躁

1 按揉百会

取穴定位: 在头顶正中线与两耳尖连线的交点处。该穴在孩子 2~3 岁才能完全长好出现,所以这个方法适合 3 岁以上儿童使用。
推拿方法: 用拇指指腹轻轻按揉孩子的百会穴 10~20 次。
功效主治: 按揉百会穴可以调理因神经紧张导致的遗尿。

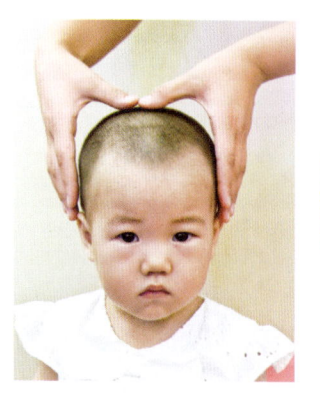
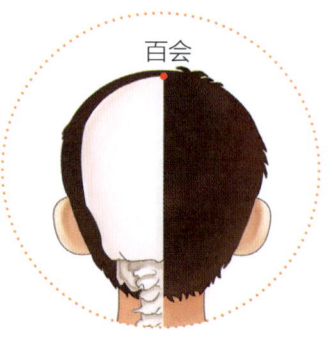

2 按揉气海

取穴定位： 前正中线脐下 1.5 寸处。
推拿方法： 用拇指或中指按揉孩子气海穴 100 次。
功效主治： 气海穴是理气要穴，可以疏通气机、培补肾气，调理孩子遗尿。

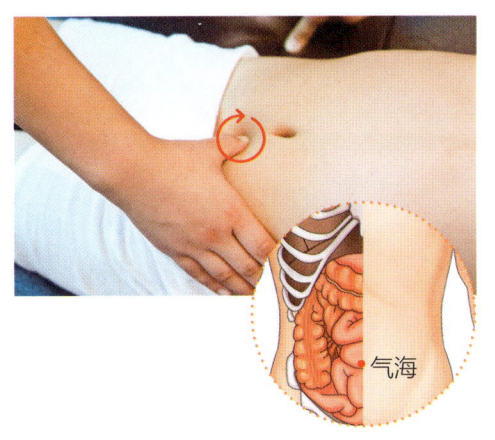

肾气不足型

1 补肾经

取穴定位： 小指掌面稍偏尺侧从指尖到指根成一直线。
推拿方法： 用拇指指腹从孩子小指尖向指根方向直推肾经 100~200 次。
功效主治： 补肾经能补肾益脑、温补下元。主治小便淋漓、肾虚遗尿等。

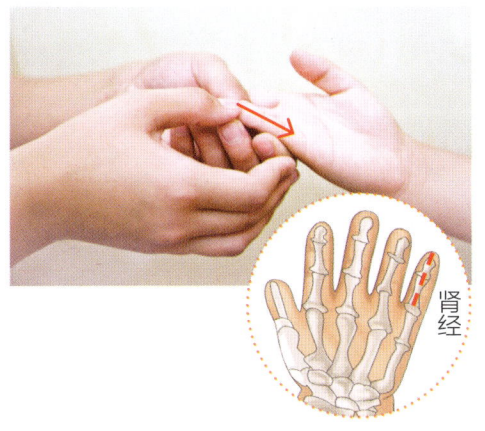

2 擦命门

取穴定位： 腰部第 2 腰椎棘突下方，后正中线上。
推拿方法： 用拇指横擦孩子命门穴，力度适中，以热透为度。
功效主治： 擦命门可以补肾气、强腰膝，调理因肾气虚弱导致的遗尿。

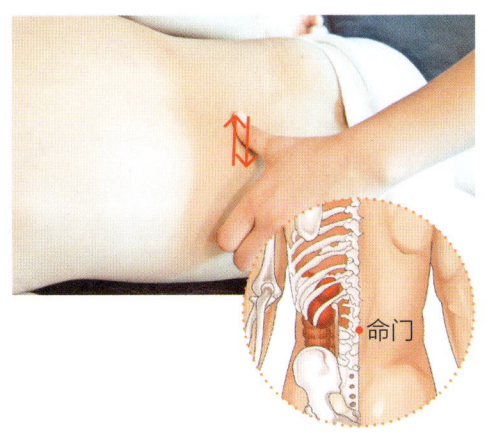

脾肺气虚型

1 补肺经

取穴定位： 无名指掌面从指尖到指根成一直线。

推拿方法： 用拇指指腹从孩子无名指尖向指根方向直推肺经100次。

功效主治： 补肺经可以补益肺气。主治脾肺气虚引起的遗尿。

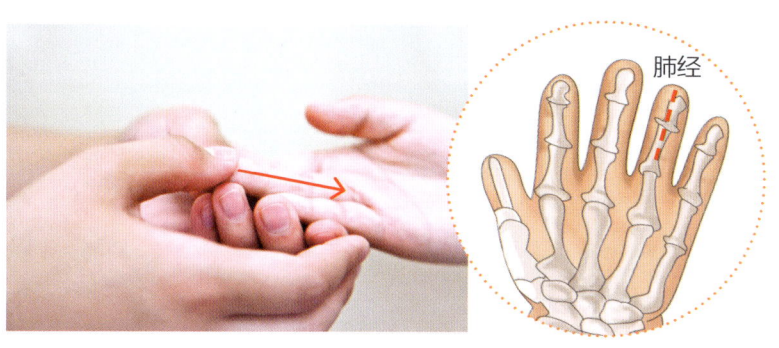

2 补脾经

取穴定位： 拇指桡侧缘指尖到指根成一直线。

推拿方法： 用拇指指腹从孩子拇指尖向指根方向直推脾经50~100次。

功效主治： 补脾经可以健脾和胃，调理脾肺气虚引起的遗尿。

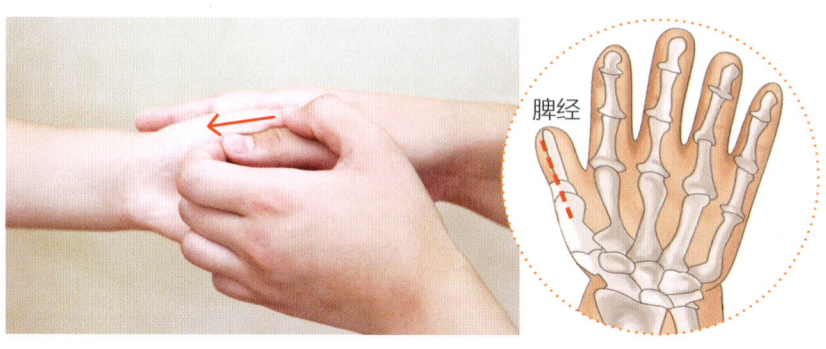

肝经湿热型

1 清肝经

取穴定位： 食指掌面从指根到指尖成一直线。

推拿方法： 用拇指指腹从孩子食指根向指尖直推肝经 100~300 次。

功效主治： 清肝经能清肝泻火，调理肝经湿热引起的遗尿。

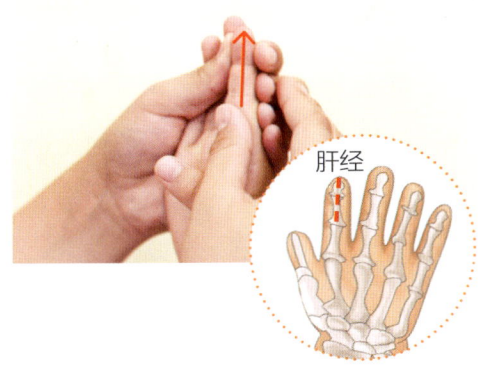

2 清天河水

取穴定位： 前臂正中，自腕横纹至肘横纹成一直线。

推拿方法： 用食中二指指腹自孩子腕部向肘部直推天河水 100~300 次。

功效主治： 清天河水可清热泻火，调理肝经湿热引起的遗尿。

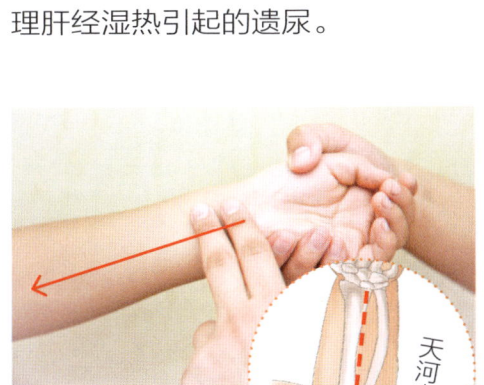

生活巧护理

- 每晚睡觉前，要控制孩子的饮水量。
- 每晚要按时唤醒孩子排尿，使孩子逐步养成自主排尿的习惯。
- 饮食不宜过咸过甜，忌食生冷的食物。平时可进食有补肾缩尿功能的食物，如虾、羊肉、山药、核桃等。

小偏方大功效

蜂蜜核桃

将核桃肉 100 克清理干净，放入锅内干炒，待核桃肉发焦时盛出。凉凉后蘸蜂蜜食用。每日 2 次，每次 1 个核桃即可。

好大夫答疑

Q 家长的安慰对调理孩子遗尿有帮助吗？

A 家长要在精神上给予孩子鼓励，让孩子树立遗尿一定能治好的信心，决不能对孩子冷嘲热讽，造成精神紧张，增加治疗难度。

肾盂肾炎
按揉肾俞、摩丹田能缓解

看视频 跟着学

肾盂肾炎在孩子泌尿系统感染性疾病中较常见，常见症状有高热、寒战，伴有恶心、呕吐、尿液混浊等症状，少数伴有面色灰白等中毒症状，低热或无热者很少。

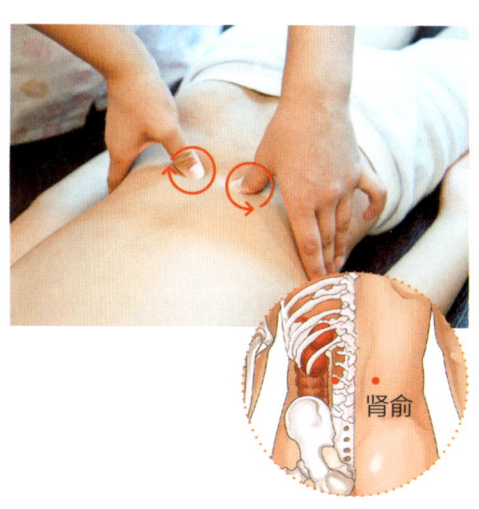

1 按揉肾俞

取穴定位： 第2腰椎棘突下，腰部正中线旁开1.5寸处，左右各一。

推拿方法： 用双手拇指指腹按揉孩子肾俞穴10~30次。

功效主治： 按揉肾俞可补肾益气、强身健体。

2 点揉气海俞

取穴定位： 在腰部，第3腰椎棘突下，后正中线旁开1.5寸，左右各一。

推拿方法： 用拇指指腹点揉孩子两侧的气海俞，缓慢点揉5~10次。

功效主治： 点揉气海俞可以帮助孩子培补肾气，调理肾炎。

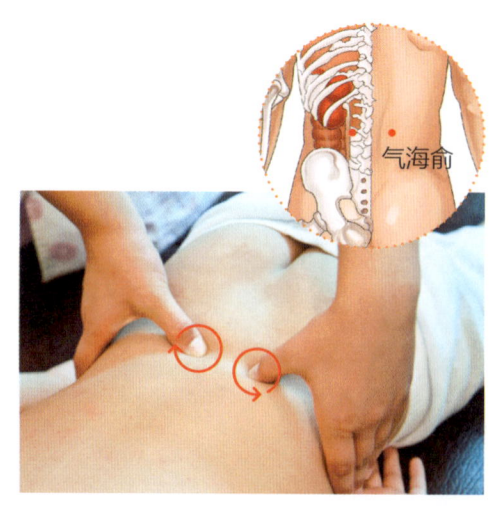

3 摩丹田

取穴定位： 小腹部，脐下2~3寸的区域。

推拿方法： 将四指并拢，放在孩子的丹田穴上，按顺时针方向和缓地摩动，以出现热感为佳。

功效主治： 摩丹田可培补肾气。主治因肾气虚引起的腹痛、排尿不畅、肾炎等症。

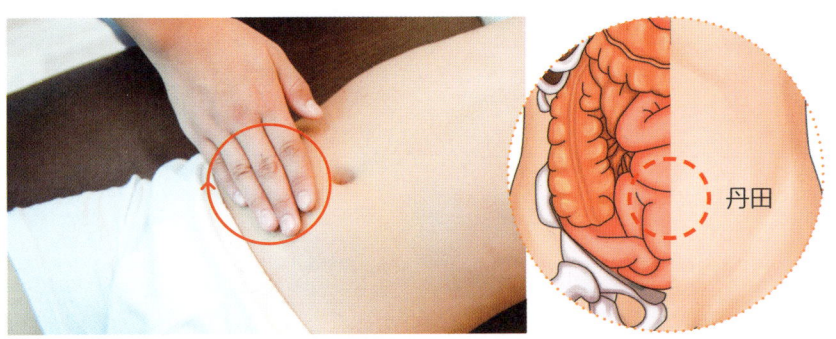

生活巧护理

- 在肾炎急性期应让孩子食用流质食物，如米粥、面条等，要适当控制盐的摄入量；恢复期要注意给患儿食用富含蛋白质的食物，如鸡蛋、瘦肉等。
- 要注意休息，多饮水，促进排尿。
- 要让孩子经常保持会阴部干燥，尿布要用清水洗净，用开水煮沸10分钟后再晒干。

小偏方大功效

小白菜薏米粥

用50克薏米煮粥，加洗净切好的小白菜400克，出锅时放少量盐。每日食用2次。

好大夫答疑

Q 给患有肾盂肾炎的患儿推拿，需要注意什么？

A 首先需要到医院确诊，在做推拿调理的时候，根据医嘱看是否需要配合药物治疗。另外，肾盂肾炎很容易复发，必须尽早治疗。

血尿
按揉水道助消炎

看视频 跟着学

血尿是指小便中混有血液，或伴有血块夹杂而下的现象，各年龄段的孩子都可能出现。主要表现为尿中有血、血色鲜红或色淡、时发时止，常伴有疲倦无力、食欲缺乏、眩晕、口苦等症状。

现代医学认为，血尿可能因泌尿系统疾病导致，也可能是全身性疾病的局部表现。血尿在中医上分为气虚不振、阴虚火旺、湿热伤络等情况，不同证型调理方法不同。

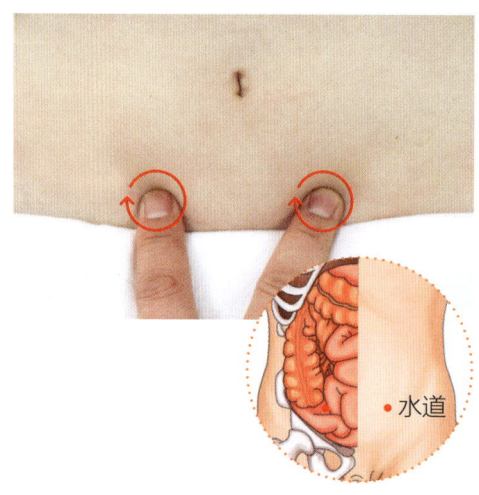

1 按揉水道

取穴定位： 在下腹部，当脐中下3寸，前正中线旁开2寸，左右各一。

推拿方法： 用食指按揉孩子水道穴1~3分钟。

功效主治： 按揉水道可调理尿道炎引起的血尿。

2 摩腹

取穴定位： 整个腹部。

推拿方法： 将掌心放在孩子腹部，顺时针摩腹2~5分钟。

功效主治： 摩腹可以培补元气，改善气虚引起的血尿。

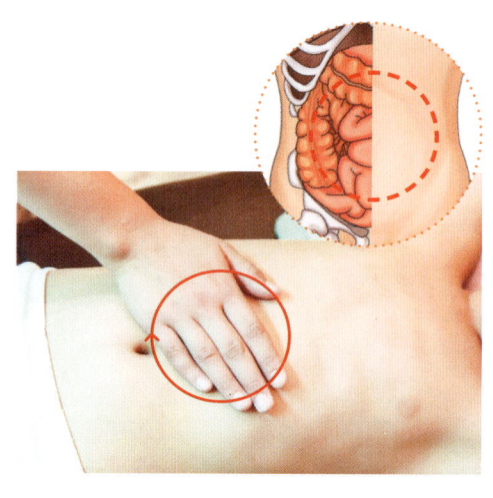

PART

6

孩子五官皮肤常见病推拿

还孩子一个漂亮的面子

湿疹
清肺经，宣肺清热除疹

看视频 跟着学

小儿湿疹俗称"奶癣"，是一种病因复杂的过敏性皮肤病。婴幼儿皮肤发育不健全，最外层角质层很薄，毛细血管网丰富，容易发生过敏反应。适当做做推拿有助于调理孩子湿疹。

1 清肺经

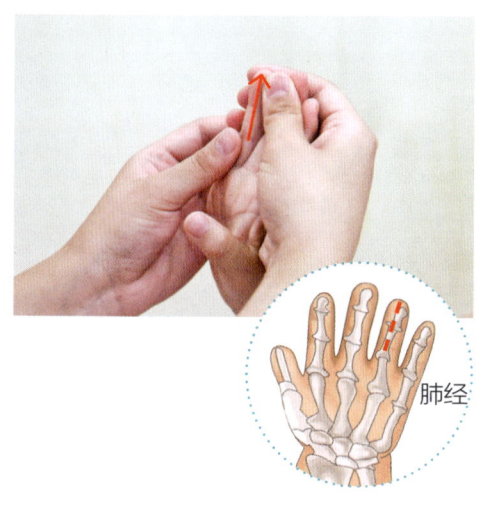

取穴定位：无名指掌面从指尖到指根成一直线。

推拿方法：用拇指指腹从孩子无名指根部向指尖方向直推肺经100~300次。

功效主治：清肺经可以宣肺清热、疏风解表，对于湿热风邪引起的湿疹有调理作用。

2 清大肠经

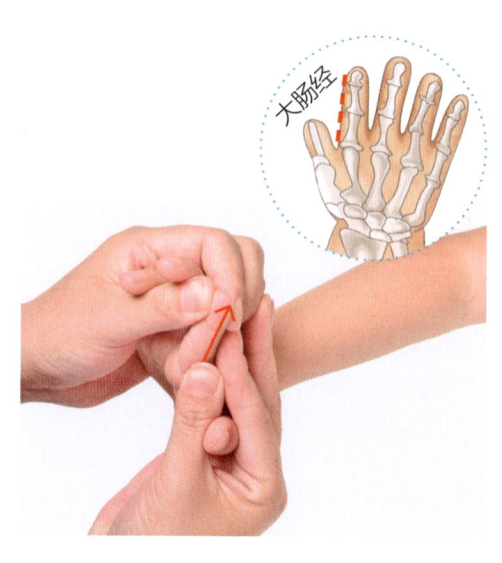

取穴定位：食指桡侧缘，从食指尖至虎口成一直线。

推拿方法：用拇指从孩子虎口直推向食指尖100次。

功效主治：清大肠经能清利肠道，调理体内热毒积聚引起的湿疹。

3 按揉足三里

取穴定位： 外膝眼下3寸，胫骨旁1寸，左右各一。

推拿方法： 用拇指指腹顺时针按揉孩子足三里穴30~50次，两侧可以同时进行。

功效主治： 按揉足三里可健脾和胃、培补气血。

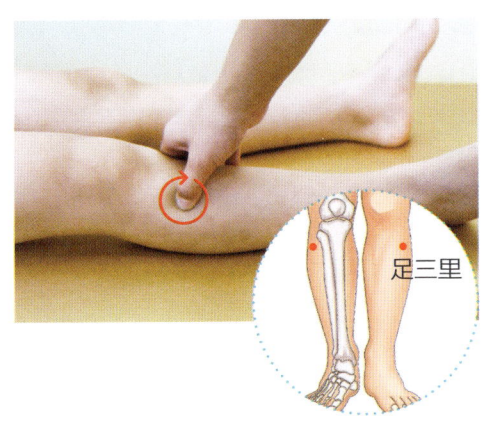
足三里

4 推脊

取穴定位： 后背正中，整个脊柱，从大椎至长强成一条直线。

推拿方法： 用食中二指指腹自上而下直推孩子脊部100~300次。

功效主治： 推脊重在清热，可以清除体内湿热，调理慢性湿疹。

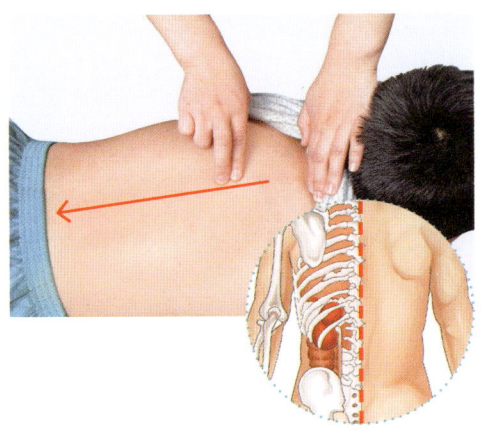

生活巧护理

- 饮食宜清淡、易消化。日常多吃蔬菜水果，禁辛辣刺激性食物。
- 若已经发现食用某种食物会出现湿疹，应避免再次进食该食物。
- 注意勤沐浴、勤换衣服，保持局部清洁干燥。

小偏方大功效

马齿苋水泡浴

取新鲜马齿苋500克加水煎汤，加入浴水中给孩子泡洗10~15分钟后擦干。连续泡浴3天。

好大夫答疑

Q 怎样判断孩子得了湿疹？

A 如果孩子面颊上出现小红疹，很快又蔓延到颈部、胸部等处，并且小红疹变为小水疱，流水后变为黄色痂皮，就可能是得了湿疹。

鹅口疮
清天河水、清肝经减痛苦

看视频 跟着学

鹅口疮是指小儿口腔黏膜上覆盖一层白色奶凝块状小片，不易擦去，用力擦去后可见下面的黏膜发红、粗糙或微渗血。本病是由于婴幼儿体质较弱、饮食不洁，感染白色念珠菌所致。中医认为，鹅口疮通常为心脾积热所致，推拿调理以清热泻火为主。

1 清天河水

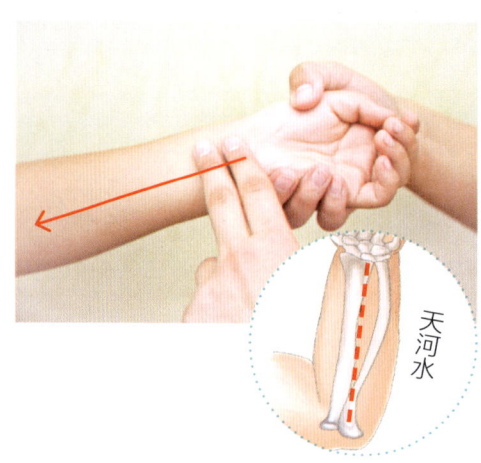

取穴定位：前臂正中，自腕横纹至肘横纹成一直线。

推拿方法：用食中二指指腹自孩子腕部向肘部直推天河水100次。

功效主治：清天河水可清热解表、泻火除烦。主治外感发热、内热、口舌生疮等。

2 清肝经

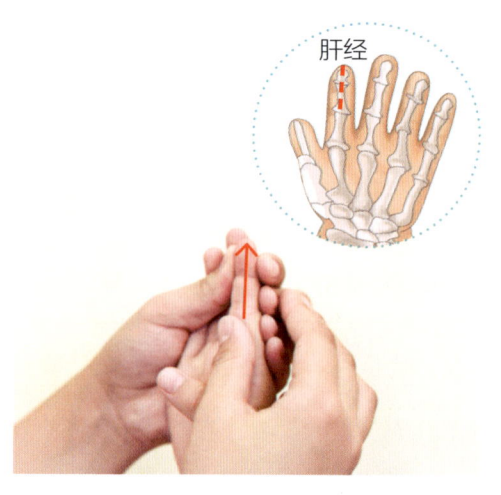

取穴定位：食指掌面从指根到指尖成一直线。

推拿方法：用拇指指腹从孩子食指根向指尖方向直推肝经100~300次。

功效主治：清肝经可平肝泻火、息风镇惊、解郁除烦。主治烦躁不安、目赤、口舌生疮、咽干等。

3 清心经

取穴定位： 中指掌面从指根到指尖成一直线。

推拿方法： 用拇指指腹从孩子中指根向指尖方向直推心经 100~200 次。

功效主治： 清心经可清泻心火，调理口舌生疮。

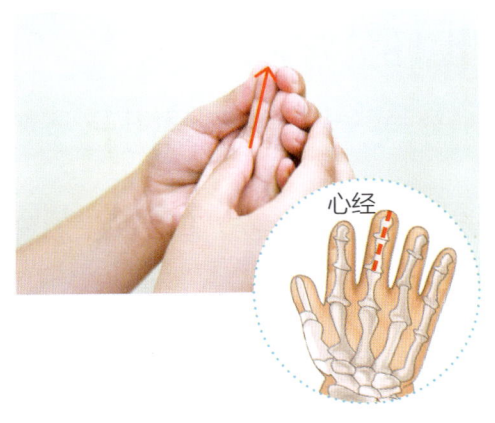

4 推六腑

取穴定位： 前臂尺侧，腕横纹至肘横纹成一直线。

推拿方法： 用拇指或食中二指的指端沿孩子的前臂尺侧，从肘横纹向腕横纹直推 30 次。

功效主治： 推六腑可以清热、凉血、解毒，能缓解鹅口疮造成的疼痛。

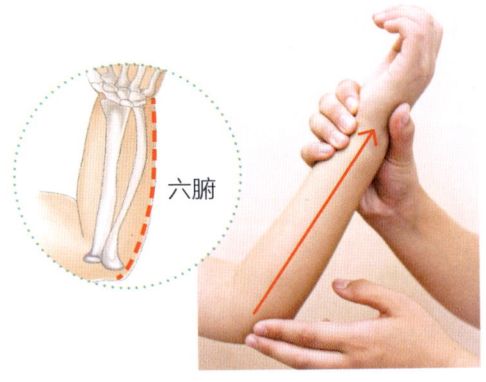

生活巧护理

- 给孩子适当多饮水，有利于将病菌排出体外。
- 注意孩子口腔清洁，经常用温水漱口，加强护理。不给孩子吃过热、过硬及有刺激性的食物，应进食温热流食。

小偏方大功效

荷叶冬瓜汤

鲜荷叶1张，鲜冬瓜450克，盐适量。锅置火上，放入洗好的荷叶、切好的冬瓜，加适量清水煲汤，熟后加少量盐，饮汤吃冬瓜。

好大夫答疑

Q 调理孩子鹅口疮，除推拿外还有什么方法？

A 可采用蛋黄油涂敷的方法。取熟鸡蛋或鸭蛋的蛋黄捣碎，置铁勺中加热，同时搅拌，直至焦黑，此时可煎出蛋黄油，待凉后备用。用蛋黄油涂患儿口腔溃疡处，每日 5~6 次。

口腔溃疡
推胃经好得快

看视频 跟着学

　　口腔溃疡是指口腔内壁、舌面、唇、颊及牙龈上出现黄白色（如豆粒大）的表浅小溃点，有疼痛感，吃东西时疼痛加重。本病多发生在高热之后，也可因平时饮食营养不均衡而造成慢性溃疡。治疗本病，要以清热泻火、消肿止痛为原则。

1 推胃经

取穴定位： 拇指第 1 掌骨桡侧缘。

推拿方法： 用拇指、食指握持孩子的拇指和掌关节，用另一手的拇指指腹从孩子拇指根处向掌根处推大鱼际外侧缘，来回推 50~100 次。

功效主治： 推胃经有清中焦湿热的作用，可以和胃降逆、泻胃火，调理口舌生疮。

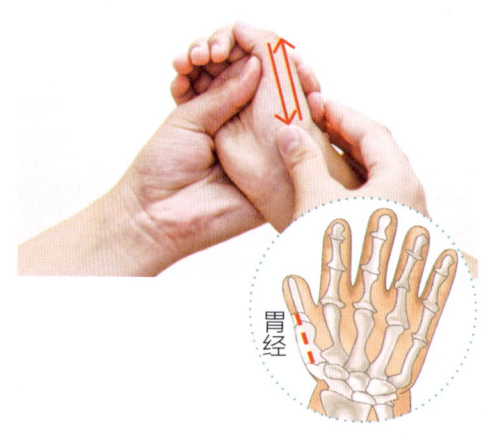

胃经

2 清天河水

取穴定位： 前臂正中，自腕横纹至肘横纹成一直线。

推拿方法： 用食中二指指腹自孩子腕部向肘部直推天河水 100 次。

功效主治： 清天河水可清热解表、泻火除烦。主治外感发热、内热、口腔溃疡等。

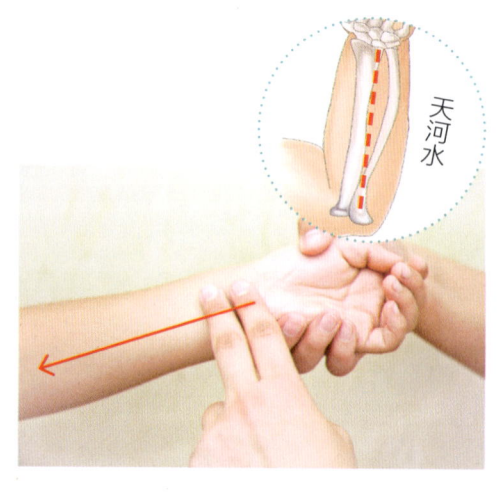

天河水

3 揉大椎

取穴定位： 低头时，颈部突出最高处为第7颈椎，下面的凹陷处就是大椎。

推拿方法： 用拇指在孩子大椎穴上按揉，以皮肤发红为度。

功效主治： 揉大椎可以振奋人体阳气，驱散邪气，提高人体免疫力。同时还能泻热，孩子发热、咽炎、口腔溃疡等都能通过揉大椎进行调理。

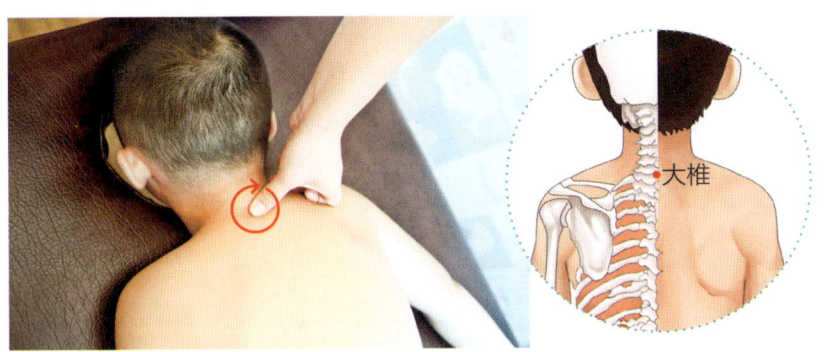

生活巧护理

- 不要给孩子吃酸、辣或咸的食物，否则孩子的溃疡处会更痛。应该给孩子吃流质食物，可以减轻疼痛，也有利于溃疡愈合。
- 多和孩子交流、做游戏，转移孩子的注意力，减轻疼痛感。

小偏方大功效

萝卜鲜藕饮

白萝卜、鲜藕各200克，白糖适量。将白萝卜、鲜藕洗净后切成小块，然后放入榨汁机中加适量水榨成汁，搅拌均匀后用白糖调味即可。每日饮用1小杯。

好大夫答疑

Q 孩子患有口腔溃疡，哪种情况需要上医院？

A 孩子患口腔溃疡时，要仔细观察孩子的口腔，找到具体溃疡部位。如果溃疡在颊黏膜处，观察溃疡处附近的牙齿，是不是有尖锐不光滑的缺口，如果有，就应带孩子去医院。

牙痛
拿捏合谷辅助止痛

看视频 跟着学

孩子牙痛以龋齿、牙龈炎多见，主要症状有牙痛因咀嚼加重，或遇冷热酸甜刺激加重。中医认为，牙痛主要有两种：一为胃火循经上蒸导致的实证；二为肾阴不足，虚火上炎导致的虚证。推拿调理应以清胃火、补肾阴为主，促进血液循环，消炎止痛。

1 拿捏合谷

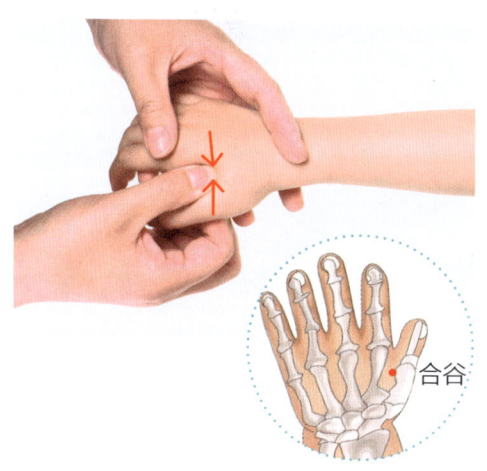

取穴定位： 位于虎口，手背侧第1、2掌骨间凹陷处。

推拿方法： 用拇食二指相对用力拿捏孩子合谷穴20次。

功效主治： 拿捏合谷有疏通经络、清热解表的功效，可以调治外感发热、牙痛等。

2 拿风池

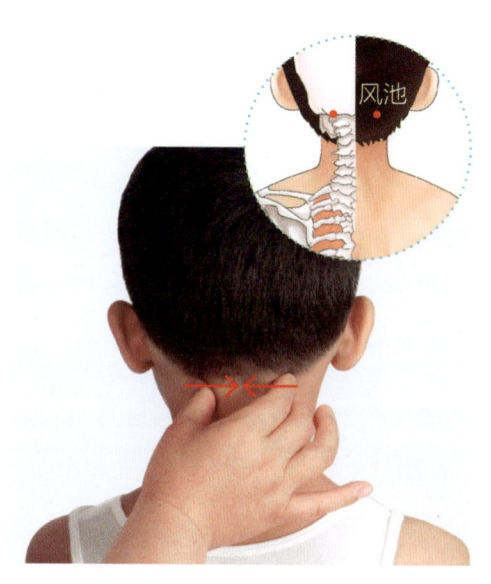

取穴定位： 颈后区枕骨下，胸锁乳突肌上端与斜方肌上端之间的凹陷处，左右各一。

推拿方法： 用拇食二指相对用力拿提孩子两侧风池穴1分钟。

功效主治： 拿风池有祛风散寒、提神醒脑的功效，对于牙痛有缓解作用。

3 按揉一窝风

取穴定位： 手背腕横纹正中凹陷处。

推拿方法： 用拇指指端按揉一窝风 100~300 次。

功效主治： 按揉一窝风有发散风寒、宣表通里、行气止痛的功效。主治伤风感冒、牙痛等。

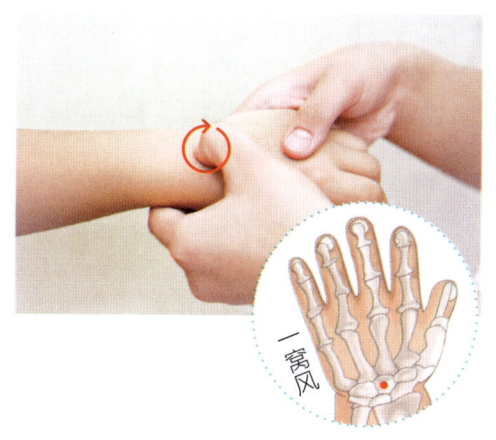

4 清胃经

取穴定位： 拇指第 1 掌骨桡侧缘。

推拿方法： 用拇指指腹从孩子大鱼际外侧缘掌根处向拇指根直推 100~300 次。

功效主治： 清胃经可以降逆和胃、清泻胃火。主治因胃火过盛引起的牙痛。

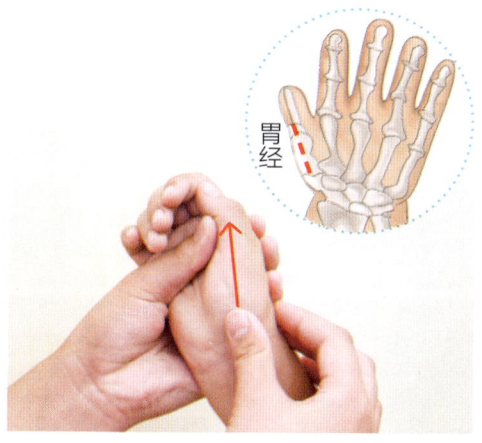

生活巧护理

- 注意口腔卫生，饭后要漱口。
- 养成良好的生活习惯，临睡前不吃甜食。较大的孩子要纠正吃零食的习惯。
- 要保护口腔，减少刺激，避免接触过冷、过酸、过热、过甜等食物。

小偏方大功效

鲜姜大米粥

取新鲜生姜 5 克，洗净后切薄片，与 40 克淘净的大米共入砂锅，加入清水煮成稀粥。每日 2 次，温热服食。

好大夫答疑

Q 孩子因长牙引起的疼痛，应该如何调治？

A 用干净的手指轻轻按摩孩子的牙龈，有助于缓解出牙引起的疼痛。

近视
按揉睛明、开天门，让眼睛变明亮

看视频 跟着学

近视是以视近物清楚而视远物模糊不清为特征的疾病。本病多因为先天肝肾不足、精血亏乏、脾胃虚弱、劳心伤神等，使气血不能上充于目，再加上姿势不当或光线不足、用眼过度所致。推拿手法以疏经通络、养血明目为主。

1 按揉睛明

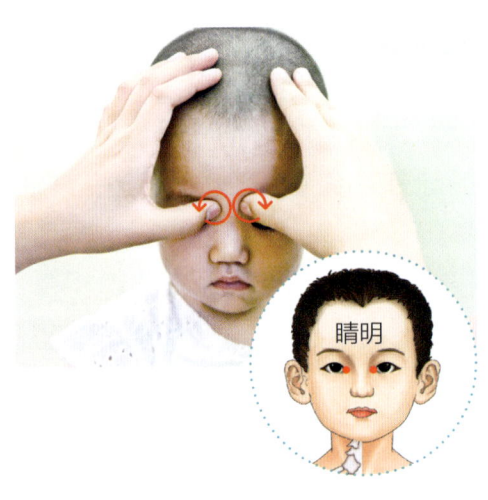

取穴定位： 目内眦旁0.1寸，左右各一。

推拿方法： 用拇指指端按揉孩子睛明穴（向眼睛正上方按揉）20次。

功效主治： 按揉睛明可明目止痛。主治头痛、目赤肿痛、近视、弱视、斜视等。

2 开天门

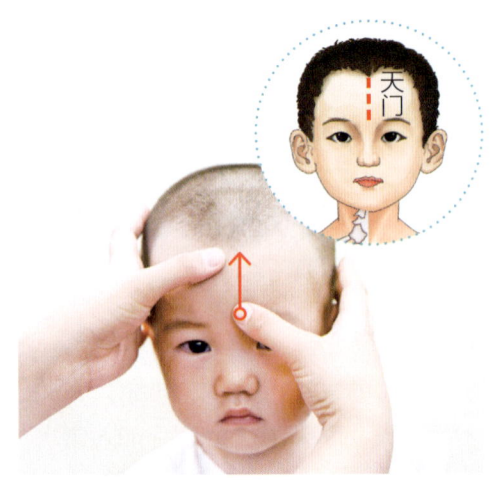

取穴定位： 两眉连线中点至前发际成一直线，即额头的正中线。

推拿方法： 用拇指自下而上直推孩子天门50~100次。

功效主治： 开天门又叫"推攒竹"，经常推拿有助于缓解眼部和头面部疲劳，促进血液循环。

常揉睛明穴，眼睛变明亮

朋友的儿子刚上二年级，平时总喜欢趴在电视机旁边一动不动地看电视，时间长了，成了近视眼。到医院检查后，医生让孩子配戴眼镜。朋友不愿意，便带孩子来找我，我用拇指指端按揉孩子睛明穴10~20次。朋友按照我的方法，每天帮孩子按揉。坚持一段时间后，孩子的视力一点点恢复正常了。

3 推坎宫

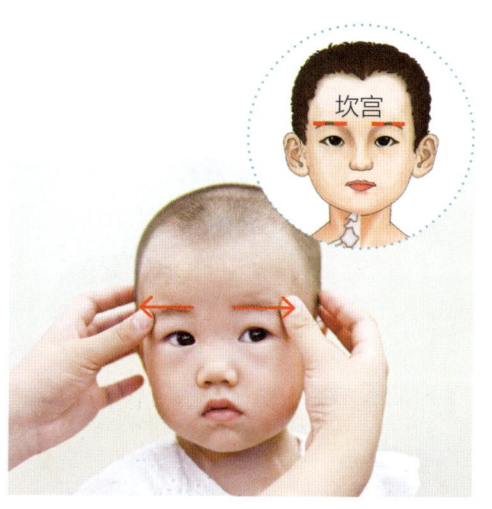

取穴定位： 从眉心至眉梢成一直线，左右对称。

推拿方法： 用两拇指指腹自孩子眉头向眉梢分推坎宫20~50次，也叫分阴阳。

功效主治： 推坎宫可疏风解表、醒神明目。主治外感发热、头痛、目赤痛、惊风、近视、斜视等。

生活巧护理

- 让孩子注意用眼卫生，严格控制看书、看电视和用电脑的时间，减少各种近视的诱发因素。
- 让孩子经常眺望远处，每天坚持做眼保健操2~3次。
- 近视的孩子普遍缺锌，可多吃一些富含锌的食物，如杏仁、黄豆、海带、紫菜、扇贝、牡蛎、黄鱼、牛肉、动物肝脏等。

小偏方大功效

枸杞红枣饮

枸杞子8克，桑葚10克，山药15克，红枣10颗。将上述材料用水煎汤，分2次饮用。

好大夫答疑

Q 推拿手法在调理近视方面有哪些突出功效？

A 推拿手法对调治假性近视效果较好，对真性近视主要起改善视疲劳的作用。只要坚持推拿，就对改善孩子的视力有好处。

斜视
揉太阳，醒脑开窍护视力

看视频 跟着学

斜视俗称"斗鸡眼"或"斜白眼"，指双眼在注视目标的时候，一眼的视线会偏离目标。推拿调理斜视，以舒筋活络、调节眼肌功能为主。

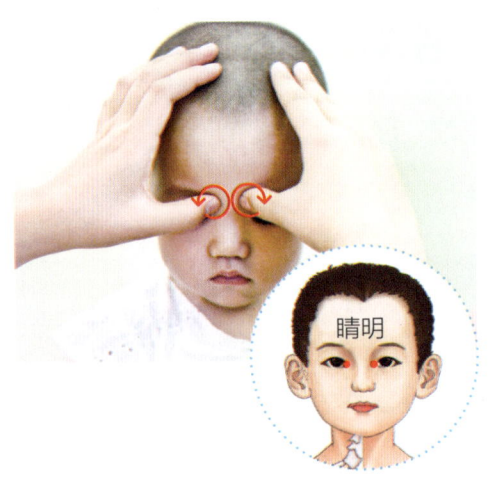

1 按揉睛明

取穴定位： 目内眦旁0.1寸，左右各一。

推拿方法： 用拇指指端按揉孩子睛明穴（向眼睛正上方按揉）20次。

功效主治： 按揉睛明有明目止痛的功效。主治头痛、目赤肿痛、近视、弱视、斜视等。

2 按揉太阳

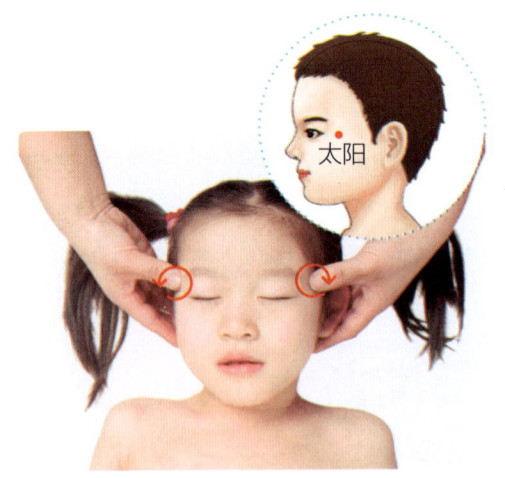

取穴定位： 眉梢后凹陷处，左右各一。

推拿方法： 用拇指指端按揉孩子太阳穴10次。

功效主治： 按揉太阳可以醒脑开窍、保护视力。主治发热、头痛、近视、斜视等。

生活巧护理

- 日常多闭目休息，减少用眼，减少对近物的注视时间。
- 斜视时间长且严重者，经推拿、眼药调理均无效时，可以考虑手术矫正。

PART 7

孩子突发症状推拿

意外伤害巧应对

中暑
推六腑、清天河水清凉解暑

看视频 跟着学

炎热的夏季,体质弱的孩子容易中暑,症状有体温升高(38~40℃)、食欲下降、口渴、多饮、食后呕吐等。推拿调理中暑时以清热解暑为主。

病证类型	症状表现
暑伤肺胃型	发热持续不退,在午后经常增高,口渴多饮,无汗或少汗,唇红干燥,舌质红,舌苔薄白或薄黄
上实下虚型	发热,口渴多饮,多尿,无汗,精神萎靡,烦躁,面色苍白,舌苔薄

推六腑、清天河水,缓解孩子中暑

炎热的夏季,张女士带着8岁的儿子来找我。一进屋,孩子便开始呕吐,还伴随有明显的高热,这是典型的中暑症状。我用拇指指腹自孩子肘部向腕部直推六腑30次,孩子的呕吐开始减轻;接着我又给孩子清天河水200次,孩子的体温也降下来了。

1 推六腑

取穴定位: 前臂尺侧,腕横纹至肘横纹成一直线。

推拿方法: 用拇指或食中二指指腹,沿孩子的前臂尺侧,自肘向腕直推30次。

功效主治: 推六腑可以清热、凉血,能解暑热。

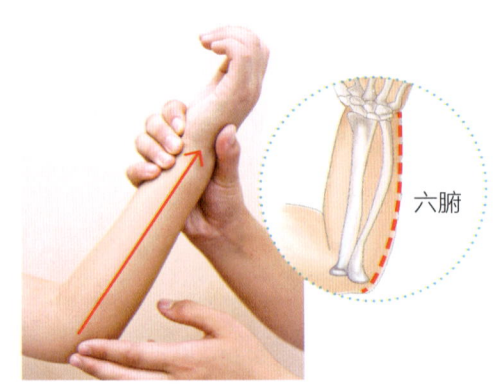
六腑

2 清天河水

取穴定位： 前臂正中，自腕横纹至肘横纹成一直线。

推拿方法： 用食中二指指腹自孩子腕部向肘部直推天河水 100~300 次。

功效主治： 清天河水能够清热解表、解暑热，可调理夏季中暑。

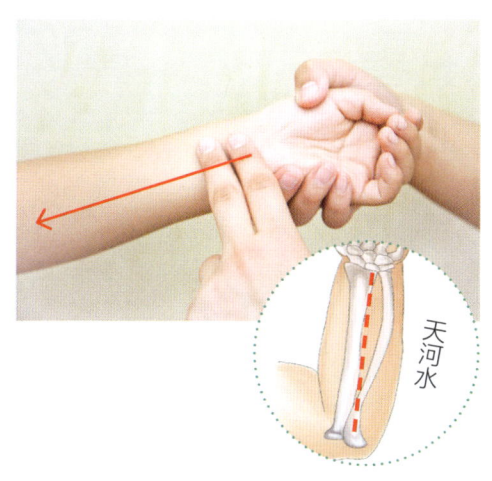

3 推脊

取穴定位： 后背正中，整个脊柱，从大椎至长强成一条直线。

推拿方法： 用食中二指脂腹自上而下直推孩子脊部 10~20 次。

功效主治： 推脊重在清热，可以解暑热，调理急性中暑。

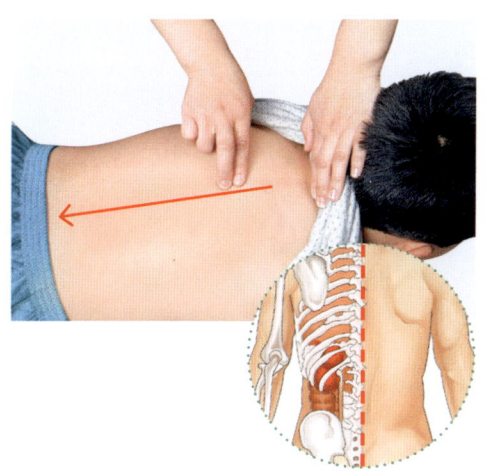

4 摩腹

取穴定位： 整个腹部。

推拿方法： 将掌心放在孩子腹部，顺时针方向摩 2~5 分钟。

功效主治： 摩腹可以调理脏腑，缓解因中暑引起的胃部不适。

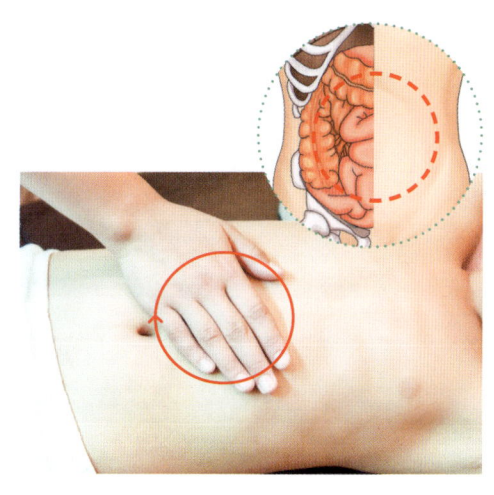

暑伤肺胃型

1 清肺经

取穴定位：无名指掌面从指尖到指根成一直线。

推拿方法：用拇指指腹从孩子无名指根部向指尖方向直推肺经 100~300 次。

功效主治：清肺经可以宣肺清热、疏风解表。

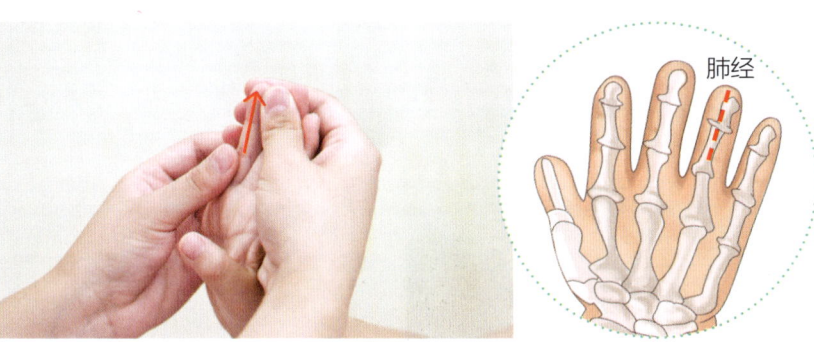

2 清胃经

取穴定位：拇指第 1 掌骨桡侧缘。

推拿方法：用拇指指腹从孩子大鱼际外侧缘掌根处向拇指根直推 100~300 次。

功效主治：清胃经可以降逆和胃、清泻胃火，调理暑热伤胃引起的中暑。

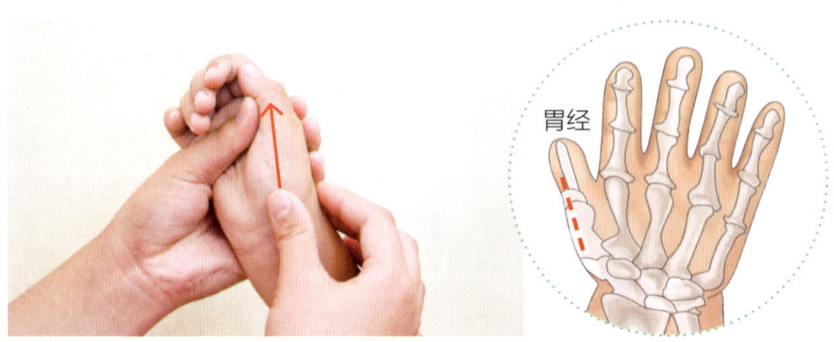

上实下虚型

补脾经

取穴定位： 拇指桡侧缘，指尖到指根成一直线。
推拿方法： 用拇指指腹从孩子拇指尖向指根方向直推脾经 50~100 次。
功效主治： 补脾经可以补益脾胃，调理因受暑热伤及脾胃引起的呕吐、腹泻等。

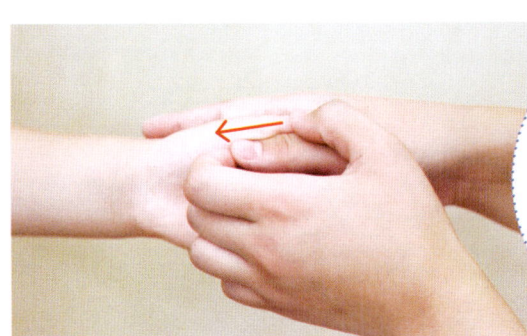
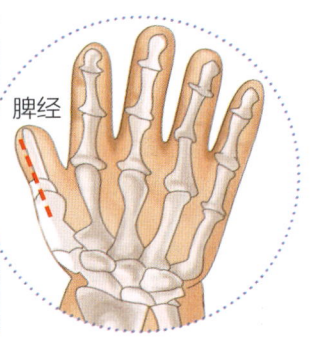

脾经

生活巧护理

- 夏天，居所要注意通风，保持凉爽。
- 饮食要清淡且富有营养，不要吃油炸、油腻的食物。多饮凉白开，多喝绿豆汤、西瓜汁等降暑饮品。
- 孩子中暑引起高热，可用湿毛巾轻轻擦拭额头，帮助降低体温。

小偏方大功效

三叶饮

取丝瓜叶、苦瓜叶、荷叶各 2 张，加水煎汤 15 分钟即可。每日 1 剂。

好大夫答疑

Q 孩子受暑热发热不出汗怎么办？
A 汗较少的时候，可以给孩子用温水洗澡，每天 2~3 次，每次 5~10 分钟。

晕车晕船
找到内关穴揉一揉

看视频 跟着学

晕车、晕船是指在乘坐交通工具时，受震动、摇晃的刺激后，不能很好地适应和调节平衡，使交感神经兴奋性增强导致的神经功能紊乱，引起眩晕、上腹部不适、恶心、出冷汗、呕吐等症状。推拿有助于缓解这些症状。

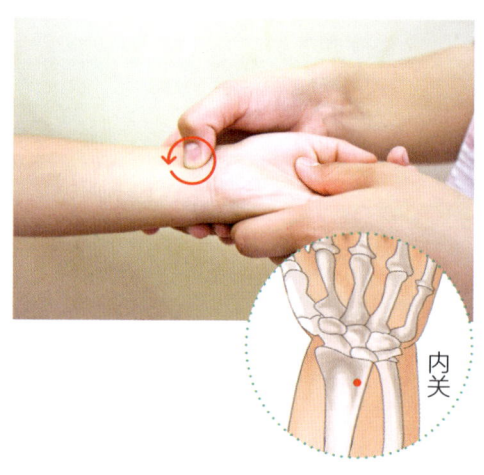

1 按揉内关

取穴定位：伸臂仰掌，腕横纹正中上2寸，两筋之间凹陷处。

推拿方法：用拇指指端按揉孩子内关穴100次。

功效主治：按揉内关可调和脾胃，缓解晕车、晕船导致的恶心呕吐等不适。

2 运内八卦

取穴定位：在手掌面，以掌心（劳宫穴）为圆心，以圆心至中指根横纹内2/3和外1/3交界点为半径画一圆，即为内八卦。

推拿方法：用拇指指端顺时针方向运孩子内八卦30次。

功效主治：运内八卦可以消食导滞、健脾益胃，对于因晕车、晕船导致的肠胃不适有调理作用。

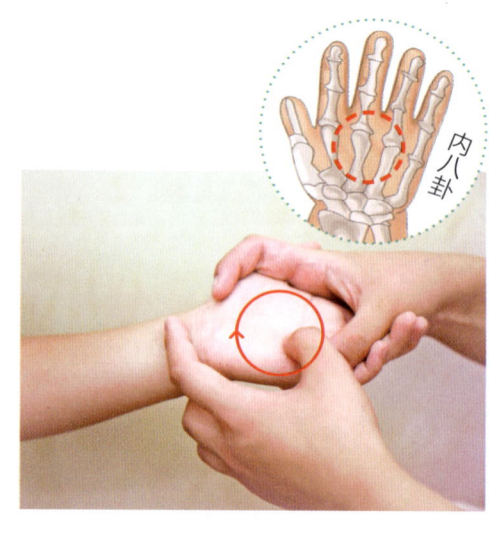

3 按揉足三里

取穴定位： 外膝眼下3寸，胫骨旁1寸，左右各一。

推拿方法： 用拇指指腹顺时针按揉孩子足三里穴30~50次，两侧可以同时进行。

功效主治： 按揉足三里可健脾和胃、调中理气，调理因晕车、晕船造成的脾胃不适。

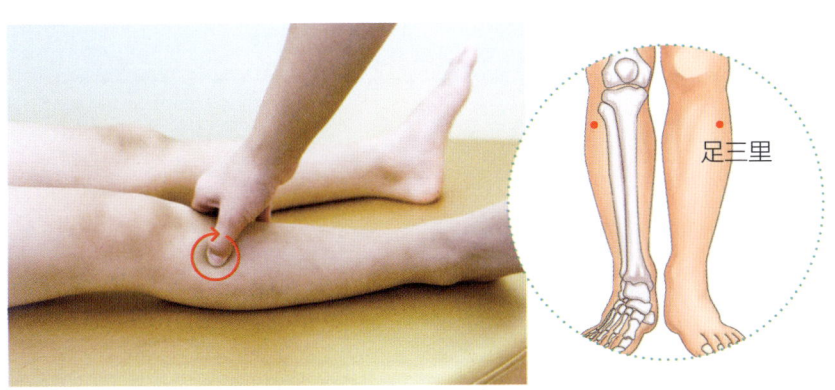

生活巧护理

- 坐车、坐船之前不要吃太多，特别是不能吃太油腻的食物，也不能空腹，可适当吃些清淡食物，如稀饭、素菜之类。
- 可以在车上教孩子唱歌、与孩子做游戏，分散孩子的注意力。
- 乘车、乘船前夜要保证睡眠充足。人在睡眠不足的疲倦状态下对外界的适应性差，更容易晕车、晕船。

小偏方大功效

口含生姜片

鲜生姜切片备用。每次晕车、晕船时，将一片生姜含在口里，或咀嚼生姜片，使其汁液慢慢渗入口腔，几分钟后吐掉即可。

好大夫答疑

Q 贴敷法对调理孩子晕车、晕船有用吗？

A 坐车乘船前在孩子肚脐处贴一块伤湿膏，可防止孩子晕车、晕船，下车后取掉即可。

鼻出血
按揉迎香帮止血

鼻出血，又称鼻衄，是由于高热或过食辛辣煎炸食品导致火热上攻，鼻腔毛细血管扩张破裂引起鼻出血；还有因用手挖鼻孔，损伤鼻内毛细血管而导致鼻出血。推拿调理以清热凉血、平肝止血为主。

病证类型	症状表现
风热犯肺型	鼻出血、口干咽痛、咳嗽少痰、发热、头身疼痛
气血不足型	鼻出血、血色淡红，伴神疲力乏、头晕目眩、腰腿酸软、食欲不振
肝火上亢型	鼻出血，时发时止，伴头晕目眩、心烦易怒、面红耳赤

按揉迎香穴有助于止鼻血

8岁的小伟从5岁开始动不动就流鼻血，他的父母想了很多方法来止鼻血，但都收效甚微。我告诉小伟妈妈一个推拿即能快速止鼻血的方法，那就是当孩子流鼻血时，为孩子按揉迎香穴。用后确实有效。

按揉迎香

取穴定位：鼻翼外缘中点，旁开0.5寸，当鼻唇沟中，左右各一。

推拿方法：用双手中指指端按揉孩子迎香穴50~100次。

功效主治：按揉迎香能宣肺气、通鼻窍。主治感冒、鼻塞、鼻出血等。

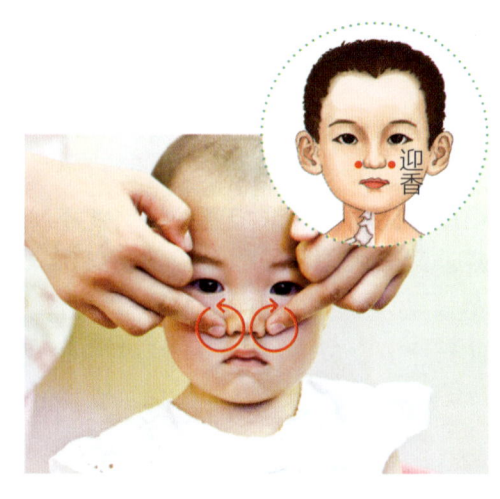

风热犯肺型

1 清肺经

取穴定位： 无名指掌面从指尖到指根成一直线。

推拿方法： 用拇指指腹从孩子无名指根部向指尖方向直推肺经100~300次。

功效主治： 清肺经可以宣肺清热、疏风解表，调理风热犯肺引起的鼻出血。

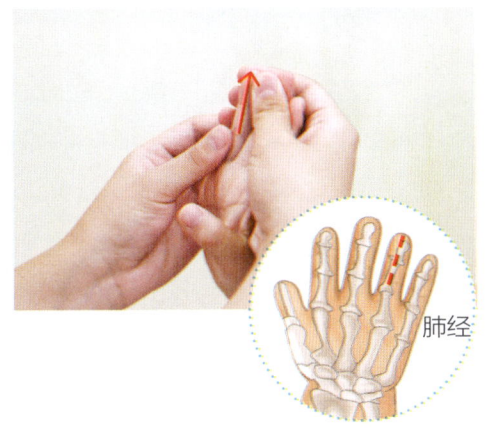

2 清天河水

取穴定位： 前臂正中，自腕横纹至肘横纹成一直线。

推拿方法： 用食中二指指腹自孩子腕部向肘部直推天河水100~300次。

功效主治： 清天河水可清热解表、清肺热，调理肺热引起的鼻出血。

3 按揉大椎

取穴定位： 低头时，颈部突出最高处为第7颈椎，下面的凹陷处就是大椎。

推拿方法： 用拇指在孩子大椎穴上按揉，以皮肤发红为度。

功效主治： 按揉大椎可以调理因风热犯肺引起的鼻出血。

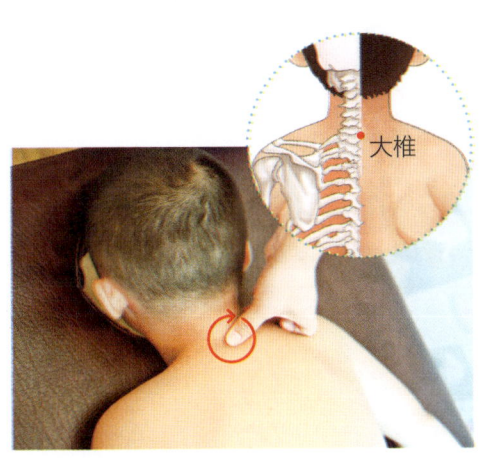

气血不足型

1 按揉脾俞

取穴定位： 背部第 11 胸椎棘突下，旁开 1.5 寸，左右各一。

推拿方法： 用双手拇指指腹按揉孩子脾俞穴 100 次。

功效主治： 按揉脾俞可健脾和胃，补益气血。

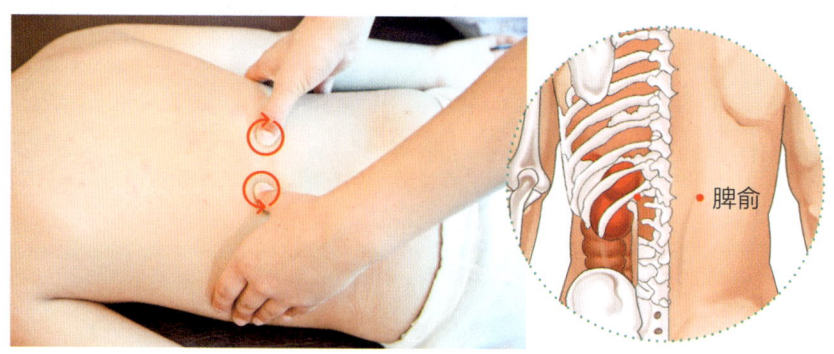

2 补胃经

取穴定位： 拇指第 1 掌骨桡侧缘。

推拿方法： 用拇指指腹从孩子大鱼际外侧缘拇指根处向掌根处直推胃经 100~300 次。

功效主治： 补胃经可健脾助运。主治食欲不振、吐血衄血等。

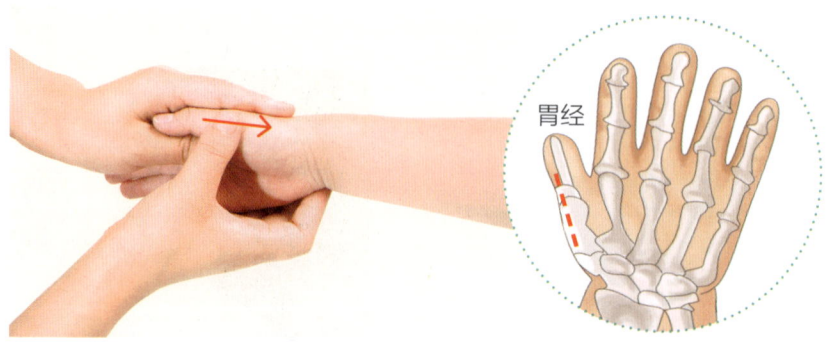

肝火上亢型

清肝经

取穴定位： 食指掌面从指根到指尖成一直线。
推拿方法： 用拇指指腹从孩子食指根部向指尖方向直推肝经 100~300 次。
功效主治： 清肝经可平肝泻火、息风镇惊、解郁除烦，调理肝火上扰引起的鼻出血等。

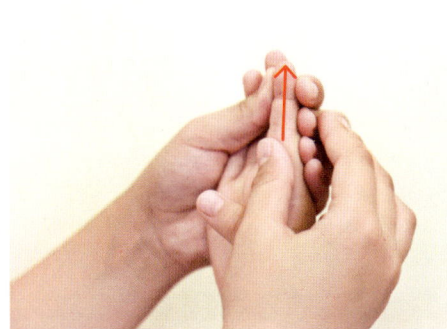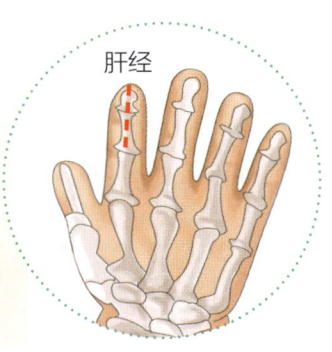

生活巧护理

- 鼻子刚出血时或出血后，可在孩子的额部和颈部进行冷敷，冷敷的毛巾要每 2 分钟浸冷水一次。
- 不要让孩子用手挖鼻孔，不做会损伤鼻腔的危险游戏。
- 让孩子多吃蔬果及清凉爽口的食物，不要食用性热的食物，如羊肉、姜、葱等。
- 必要时到医院做有关检查，排除血液系统疾病。

小偏方大功效

猪肉藕节汤

藕节、猪肉、雪梨各适量。猪肉焯去血水，洗净；藕节、雪梨洗净，去皮，切块。三种食材一起加水煮 30 分钟即可。佐餐或单独食用，每日 1 次。

好大夫答疑

Q 孩子流鼻血，有什么应急的止血办法？

A 可用手指紧按孩子鼻翼以压迫止血。如果出血量多，可用医用纱布或纸巾填塞鼻腔，压迫止血。

突然休克
掐按人中来急救

看视频 跟着学

休克是一种突发性、短暂性的意识丧失，一般因一过性脑缺血、缺氧引起，可在短时间内自然恢复。引起休克的原因有很多，急救很关键。

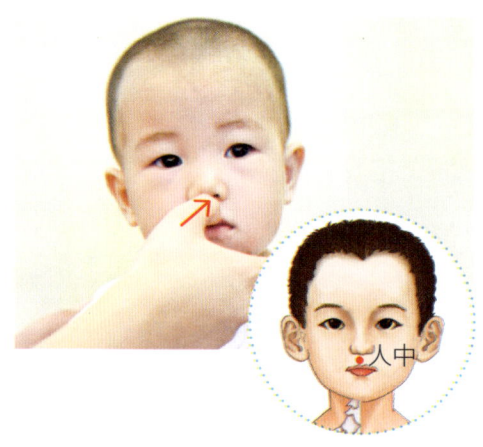

1 掐人中

取穴定位： 人中沟的上1/3与下2/3交界处。

推拿方法： 用拇指尖掐孩子人中，每分钟掐压20~40次。

功效主治： 人中为急救休克要穴，适用于任何原因引起的昏厥、休克。

2 掐按精宁、威灵

取穴定位： 手背第4、5掌骨的缝隙间即精宁穴；手背第2、3掌骨的缝隙间即威灵穴。

推拿方法： 用拇指指甲适度着力，快速掐按孩子手背处的精宁穴、威灵穴各3~5次。

功效主治： 精宁、威灵二穴配合，可急救孩子昏厥，加强开窍醒神作用。

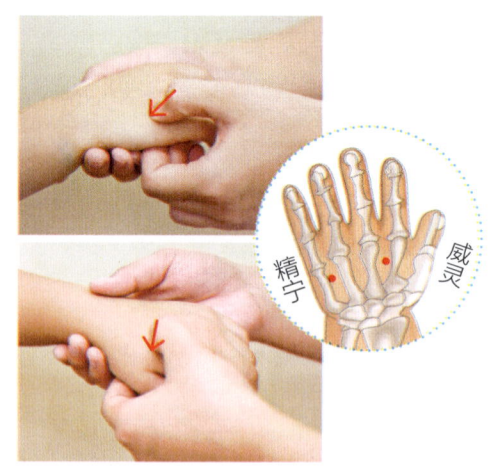

好大夫答疑

Q 父母怎样做，能够避免孩子发生晕厥和休克？

A 晕厥、休克常见于体质较差的孩子，所以平时要加强锻炼，增强免疫力，遇天气变化时要注意增减衣服。

PART 8

孩子心理行为异常推拿

让孩子无忧无虑，快乐成长

睡觉不安稳、爱哭闹
补肾经、揉百会安心神

看视频 跟着学

有的孩子会在夜间熟睡时突然惊醒，伴有哭叫或哭闹，怎么都哄不住，让很多父母费神。孩子因为心神怯弱，原本就容易受到惊吓，肾主恐，惊吓又容易伤肾，造成晚上啼哭。调理小儿夜惊，关键是要护好孩子的心和肾。

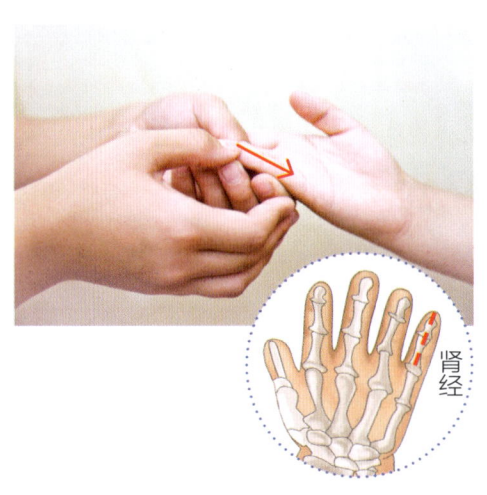

1 补肾经

取穴定位：小指掌面稍偏尺侧从指尖到指根成一直线。

推拿方法：用拇指指腹从孩子小指尖向指根方向直推肾经 20~50 次。

功效主治：补肾经有助于调理因惊恐伤肾引起的夜啼。

2 按揉百会

取穴定位：在头顶正中线与两耳尖连线的交点处。该穴在孩子 2~3 岁才能完全长好出现，所以这个方法适合 3 岁以上儿童使用。

推拿方法：用拇指指腹轻揉孩子的百会穴 10~20 次。

功效主治：按揉百会有安神镇惊的功效。

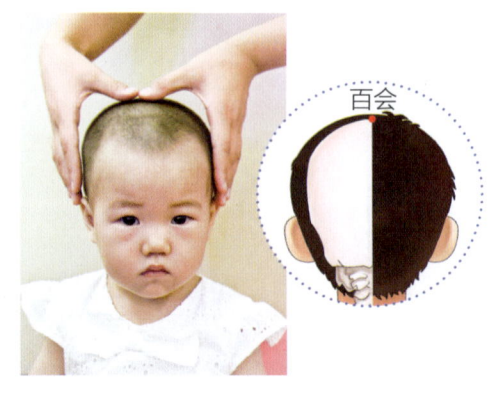

3 捣小天心

取穴定位： 手掌大小鱼际交接的凹陷处。

推拿方法： 用中指指端或屈曲的指间关节捣小天心 20 次，节奏缓慢有力。

功效主治： 捣小天心有清热镇惊、安神明目的功效。主治惊风、夜啼、烦躁不安等。

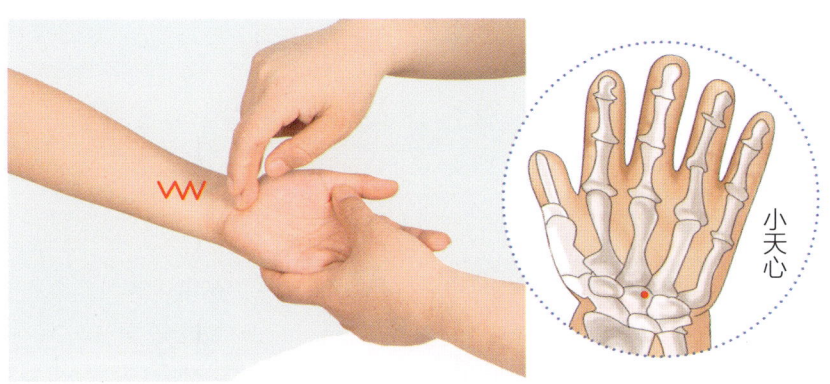

生活巧护理

- 平时尽量少带孩子去喧闹的场所，孩子惊醒后要及时安抚，让其安稳入睡。
- 父母要多抽出时间陪孩子，孩子有安全感，就不会经常在夜间哭闹了。

小偏方大功效

丁香肉桂敷脐

丁香、肉桂等量，研末制饼，敷于脐部，可用于调理脾寒气滞引起的小儿夜啼。

好大夫答疑

Q 孩子受惊引起的睡眠不安，有哪些突出表现？

A 受惊的孩子往往山根（鼻梁）发青，眼睛直勾勾地一直盯着某处，眼神惊恐。

睡觉爱出汗
清肺经能敛汗

看视频 跟着学

盗汗是指在睡觉时全身出汗，醒来则汗止。中医认为小儿盗汗是体内阴阳失调的表现，多与心、肺、肾三脏阴虚有关。常见的小儿盗汗主要是由于脾胃积热、阴虚所致。

病证类型	症状表现
脾胃积热型	饮食旺盛或减退、精神好、大便秘结、口气重、消瘦
阴虚内热型	唇舌红干、手足心热、口干、饮水多但不解渴、粪便干

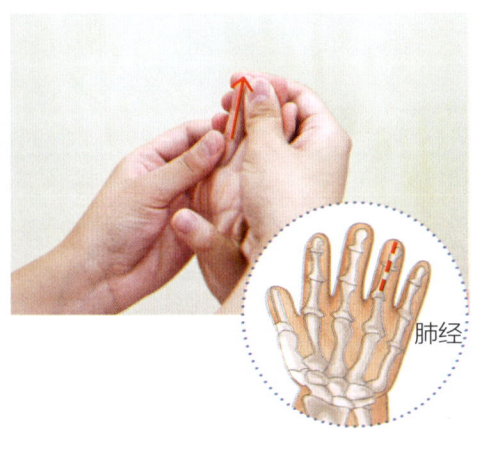

1 清肺经

取穴定位： 无名指掌面从指尖到指根成一直线。

推拿方法： 用拇指指腹从孩子无名指根部向指尖方向直推肺经 200 次。

功效主治： 清肺经可缓解盗汗症状。

2 清心经

取穴定位： 中指掌面从指根到指尖成一直线。

推拿方法： 用拇指指腹从孩子中指根向指尖方向直推心经 200 次。

功效主治： 清心经对生理性及病理性盗汗都有较好的调理作用。

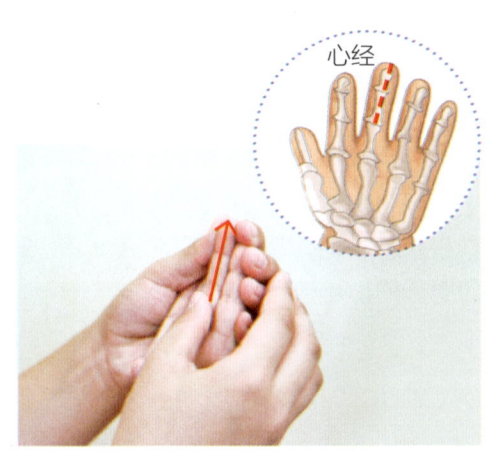

脾胃积热型

清脾经

取穴定位：拇指桡侧缘指尖到指根成一直线。
推拿方法：用拇指指腹从孩子指根向指尖方向直推脾经100~300次。
功效主治：清脾经可以清脾胃之热，缓解盗汗症状。

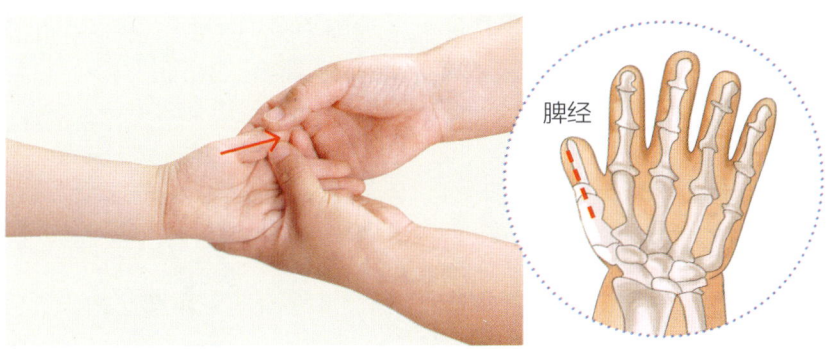

阴虚内热型

清天河水

取穴定位：前臂正中，自腕横纹至肘横纹成一直线。
推拿方法：用食中二指指腹自孩子腕部向肘部直推天河水100~300次。
功效主治：清天河水可清热解表，缓解内热引起的盗汗。

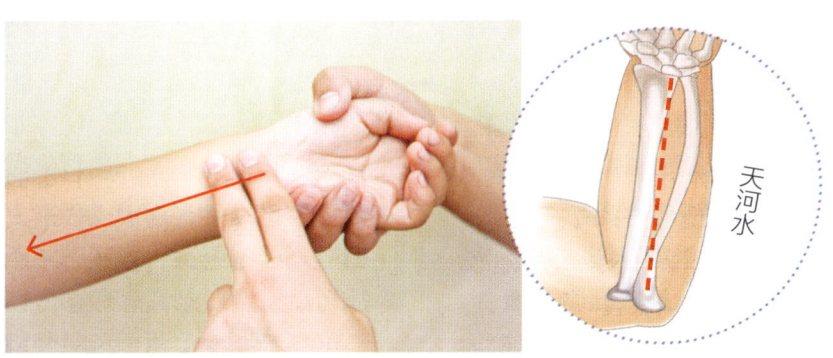

儿童多动综合征
按揉百会和神门有助于改善

看视频 跟着学

儿童多动综合征是指儿童身体各部位动作过多、注意力难以集中、情绪不稳、容易冲动，并有不同程度的学习困难，但患儿智力正常或基本正常。本病多见于学龄期儿童，多因先天不足或后天营养不良、外伤导致大脑出现异常反应。推拿调理应以益气养血、宁心安神为主。

病证类型	症状表现
心脾两虚型	孩子不安静、注意力不集中、多梦易醒、健忘、神疲乏力、面色苍白、四肢不温、大便稀薄
肝肾亏损型	孩子爱动、不安静、学习困难、头晕健忘、腰酸乏力、大便干、小便清长

1 按揉百会

取穴定位： 在头顶正中线与两耳尖连线的交点处。该穴在孩子 2~3 岁才能完全长好出现，所以这个方法适合 3 岁以上儿童使用。

推拿方法： 用拇指指腹轻揉孩子的百会穴 10~20 次。

功效主治： 按揉百会可以镇惊安神。

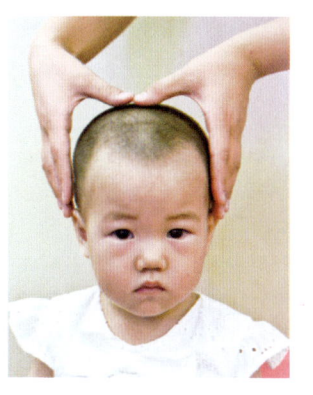
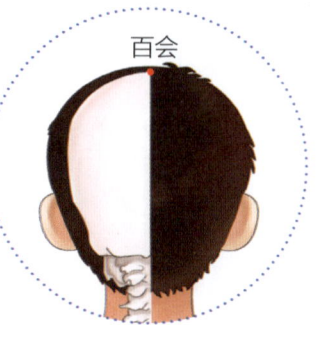
百会

2 按揉神门

取穴定位： 在腕前区，腕掌侧远端横纹尺侧端，尺侧腕屈肌腱的桡侧凹陷处。

推拿方法： 用拇指指腹按揉孩子神门穴1~3分钟。

功效主治： 按揉神门可补益心气、通经活络、镇静安神，有助于调理多动症。

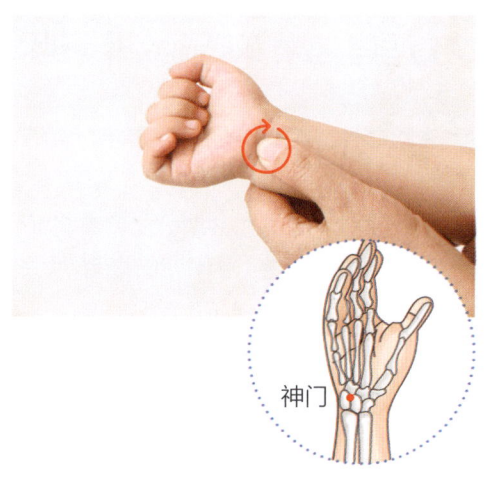

3 按揉心俞

取穴定位： 在背部，第5胸椎棘突下，旁开1.5寸，左右各一。

推拿方法： 用食指、中指指端按揉孩子心俞穴20~30次。

功效主治： 按揉心俞可以补益心气、安神益智，对于调理儿童多动有帮助。

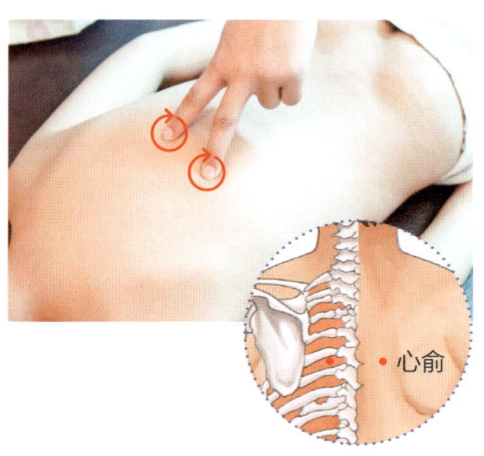

4 按揉肾俞

取穴定位： 第2腰椎棘突下，腰部正中线旁开1.5寸处，左右各一。

推拿方法： 用双手拇指指腹按揉孩子肾俞穴10~30次。

功效主治： 按揉肾俞可补肾益气、强身健体，调治因肝肾不足引起的多动症。

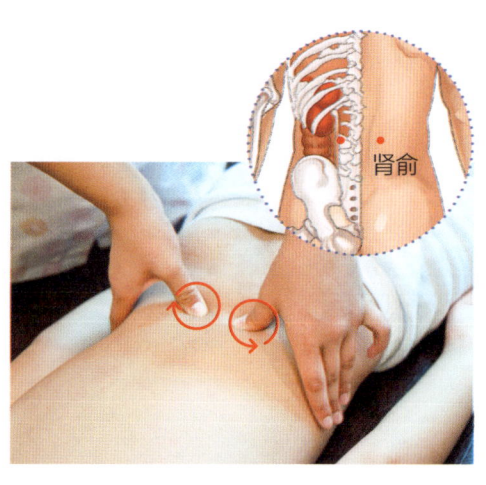

心脾两虚型

1 补脾经

取穴定位： 拇指桡侧缘从指尖到指根成一直线。

推拿方法： 用拇指指腹从孩子拇指尖向指根方向直推脾经 50~100 次。

功效主治： 补脾经可以调理因脾胃气血不足导致的儿童多动症。

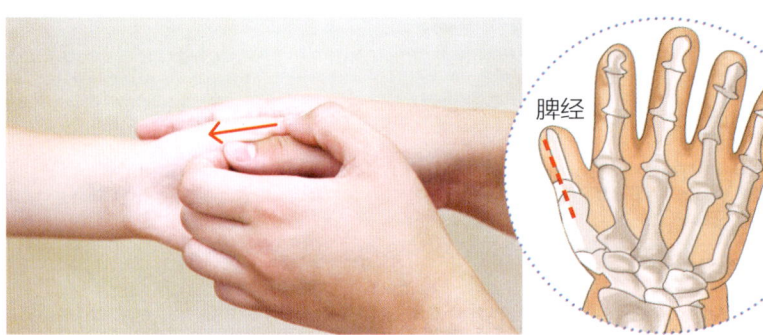

2 补心经

取穴定位： 中指掌面从指根到指尖成一直线。

推拿方法： 用拇指指腹从孩子中指尖向指根方向直推心经 50~100 次。

功效主治： 补心经有补心益气的功效，可调理因心气虚导致的多动症。

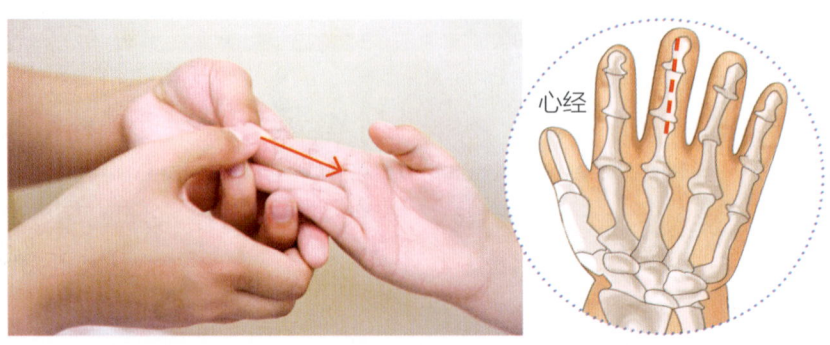

肝肾亏损型

1 补肾经

取穴定位： 小指掌面稍偏尺侧从指尖到指根成一直线。

推拿方法： 用拇指指腹从孩子小指尖向指根方向直推肾经100~300次。

功效主治： 补肾经能温补肾阴，调理肾亏引起的多动症。

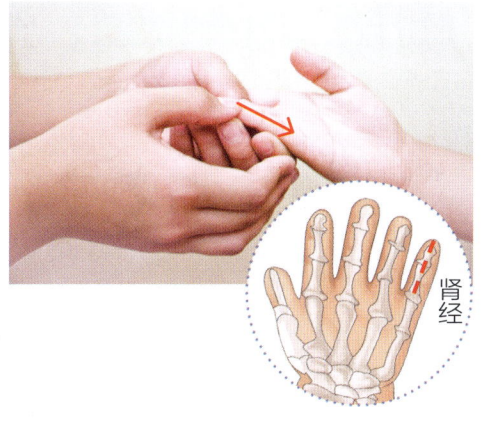

2 清肝经

取穴定位： 食指掌面从指根到指尖成一直线。

推拿方法： 用拇指指腹从孩子食指根向指尖方向直推肝经100~200次。

功效主治： 清肝经有平肝泻火、息风镇惊的功效。

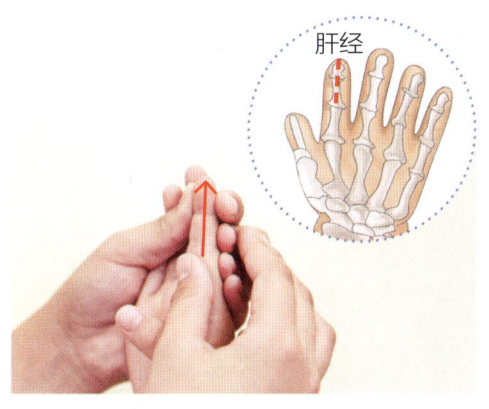

生活巧护理

- 对于患多动症的孩子，家长要关心、爱护，不要表现出厌烦或蔑视，更不要责骂和体罚孩子。
- 培养孩子正常的生活、学习习惯，逐步增强孩子的记忆力。

小偏方大功效

酸枣仁大米粥

取酸枣仁10克、生地黄15克、大米100克，前二味煎汤后再加大米一同煮粥。分2次服用，每日1次。

好大夫答疑

Q 捏脊法对调理孩子多动症有效吗？

A 捏脊可以调理周身气血，改善孩子多动症。家长可以自下而上捏孩子的脊背，每捏三次向上提一下。隔日捏一次，10次为一个疗程。在捏前，父母要先在孩子背部轻轻推拿几遍，使肌肉放松。

抽动障碍
清肝经、清心经、开天门三管齐下

看视频 跟着学

抽动障碍综合征是一种儿童时期发生，主要表现为不自主、快速的、无目的的一个部位或多个部位肌肉运动性抽动或发声性抽动，并伴有注意力缺陷多动障碍、强迫性动作或思维，以及其他行为异常的神经发育障碍性疾病。本病起病于 18 岁以前，学龄儿童患病率最高，常以频繁眨眼为首发症状，早期可自行缓解。抽动常因精神紧张等因素加重或反复。

本病多与先天禀赋不足、产伤、窒息、感受风邪、疾病、情志失调等因素有关，多由五志过极、风痰内蕴而引发。推拿可缓解抽动症状。

1 清肝经

取穴定位：食指掌面从指根到指尖成一直线。

推拿方法：用拇指指腹从孩子食指根向指尖方向直推肝经 100~300 次。

功效主治：清肝经可以平肝息风，止抽动。

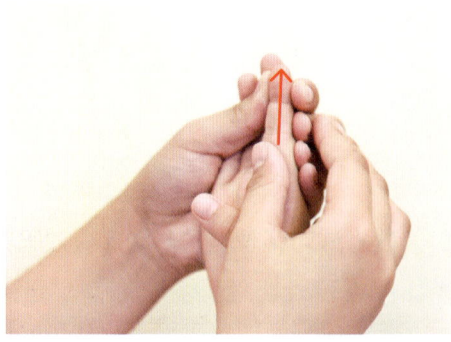
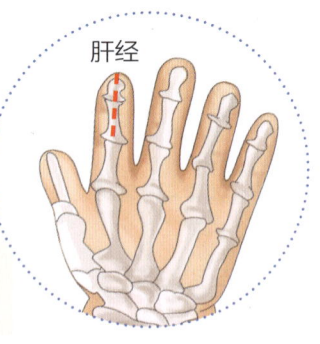
肝经

2 清心经

取穴定位： 中指掌面从指根到指尖成一直线。

推拿方法： 用拇指指腹从孩子中指根向指尖方向直推心经 100~300 次。

功效主治： 清心经可以清泻心火，止抽动。

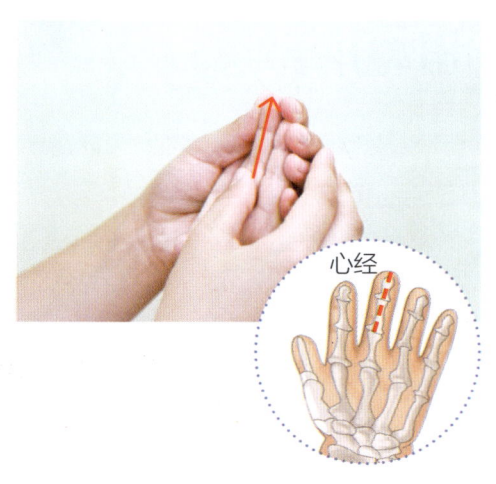

3 开天门

取穴定位： 两眉连线中点至前发际成一直线，即额头的正中线。

推拿方法： 用拇指自下而上直推孩子天门 50~100 次。

功效主治： 开天门可以调和阴阳，缓解面部抽动。

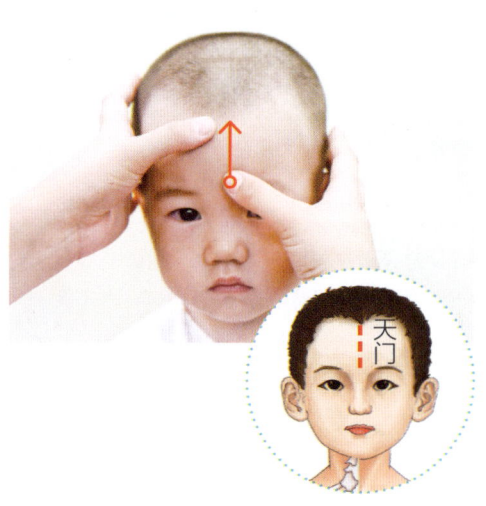

4 推坎宫

取穴定位： 从眉心至眉梢成一直线，左右对称。

推拿方法： 用两拇指指腹自孩子眉头向眉梢分推坎宫 20~50 次，也叫分阴阳。

功效主治： 推坎宫可缓解孩子眼睛抽动。

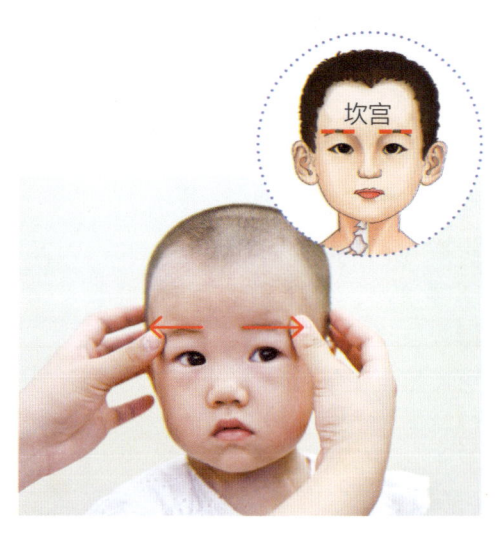

5 按揉太阳

取穴定位： 眉梢后凹陷处，左右各一。
推拿方法： 用拇指指端按揉孩子太阳穴 10 次。
功效主治： 按揉太阳可以缓解耳鼻抽动。

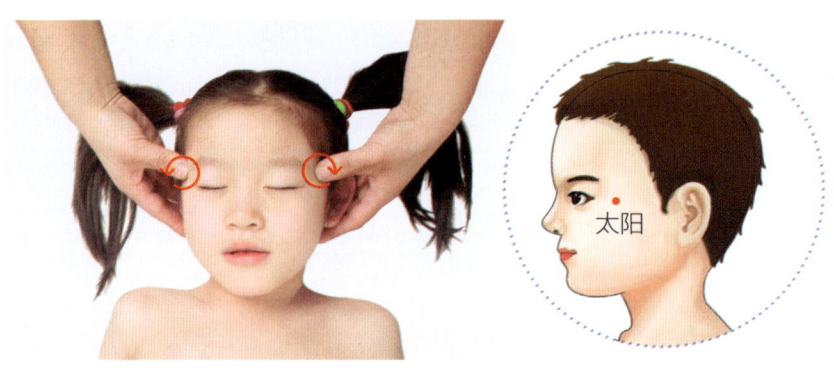

生活巧护理

- 对于口吃患儿，可采用变换语言环境的方法进行调理。如让其学习另一种方言或外语，坚持每天高声朗读课文等。
- 饮食宜清淡，多食蔬菜及粗粮，忌食油腻、煎炸、辛辣及易过敏的食物，饮食习惯应规律，不要强迫进食。
- 要消除患儿心理与精神负担，使之树立信心，不恐惧，不自卑。
- 避免感冒，增强体质。

小偏方大功效

绿豆薄荷豆浆

绿豆 50 克洗净，泡发；薄荷叶适量洗净；绿豆和薄荷叶一起倒入豆浆机中，加水打成豆浆即可。每天午餐后喝 1 杯，可以清热解毒，有助于调理抽动障碍。

好大夫答疑

Q 孩子老揉眼睛，是过敏吗？

A 如果孩子总是反复揉眼睛，或者有挤眼、皱鼻的习惯，且不是因为异物入眼，则有可能是过敏性结膜炎。家长就要警惕孩子是不是过敏性体质。过敏性体质的孩子大多脾虚，要重视健脾益气。

附录　孩子四季保健推拿

看视频 跟着学

春季 养肝保平安

中医认为，春季补五脏以养肝为先。因为春季为肝气升发之时，但肝气过旺会影响脾，所以春季容易出现肝脾不和。可通过推拿调理脾胃，养肝护肝。

1　按揉肝俞

取穴定位： 在背部，第9胸椎棘突下旁开1.5寸，左右各一。

推拿方法： 用双手拇指指腹按揉孩子肝俞穴10~30次。

功效主治： 肝俞是肝脏在背部的反应点，刺激该穴有利于防治肝脏疾病。

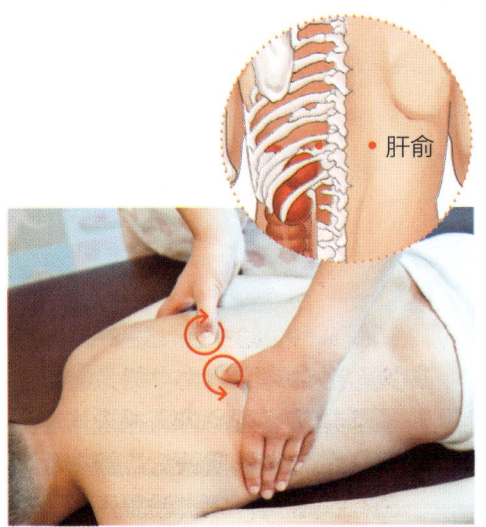
肝俞

2　按揉三阴交

取穴定位： 内踝上3寸，胫骨内侧后缘凹陷处。

推拿方法： 用拇指或食指指端按揉孩子的三阴交穴50~100次。

功效主治： 按揉三阴交有健脾强身、活血通络的功效。

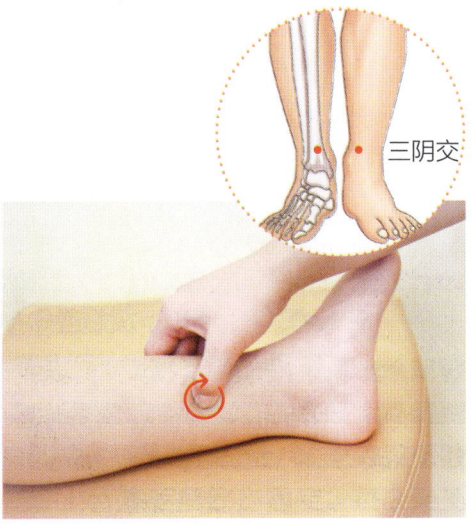
三阴交

夏季养心身体健

中医认为,夏季应以养心为主。在夏季要呵护好孩子的心脏,让孩子心神安宁、身体康健。

1 按揉心俞

取穴定位: 在背部,第5胸椎棘突下,旁开1.5寸,左右各一。

推拿方法: 用食指、中指指端按揉孩子心俞穴20~30次。

功效主治: 按揉心俞可补益心气,有安神益智的功效。

2 按揉内关

取穴定位: 伸臂仰掌,腕横纹正中上2寸,两筋之间凹陷处。

推拿方法: 用拇指指端按揉孩子内关穴,保持压力不变,并旋转揉动,以产生酸胀感为度。

功效主治: 按揉内关可以宽胸理气、和胃降逆、养护心脏。

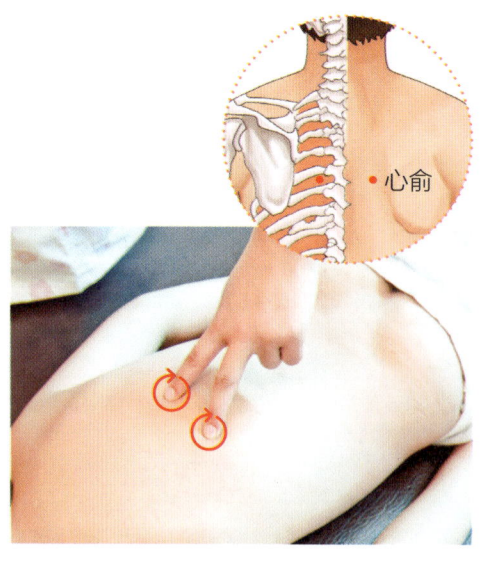
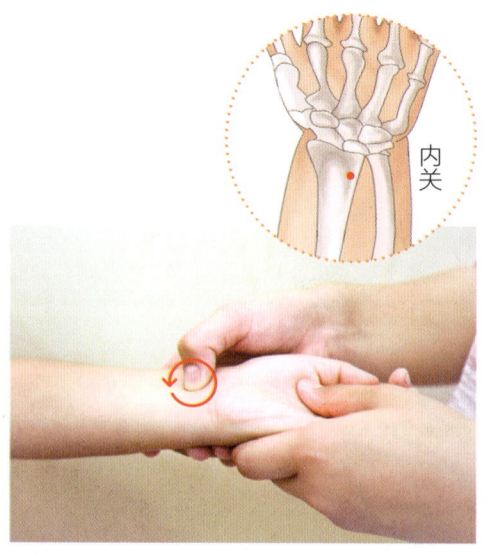

秋季 养肺秋不燥

秋天的天气干燥凉爽，燥邪易伤肺，再加上孩子的身体发育不完善，容易因气候变化引发感冒、咳嗽等病症。所以，秋季推拿养肺是关键。

1 按揉肺俞

取穴定位： 在背部，第3胸椎棘突下，旁开1.5寸，左右各一。

推拿方法： 用两手拇指指腹按揉孩子肺俞穴30~50次。

功效主治： 按揉肺俞可补肺益气、止咳化痰。

2 按揉膻中

取穴定位： 前正中线上，两乳头连线的中点处。

推拿方法： 用拇指指腹按揉孩子膻中穴1~5分钟。

功效主治： 按揉膻中有理气宽胸、止咳化痰的作用。

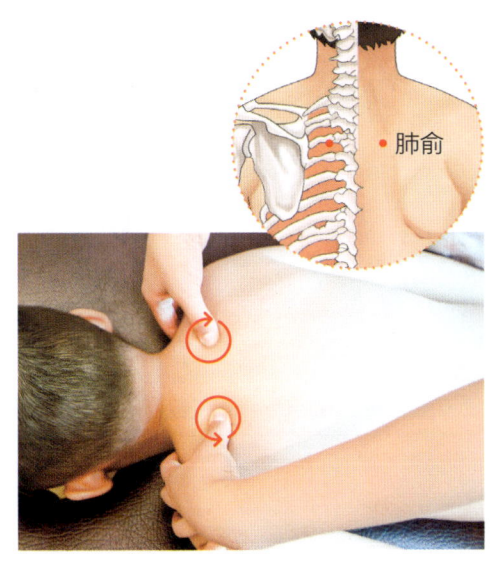
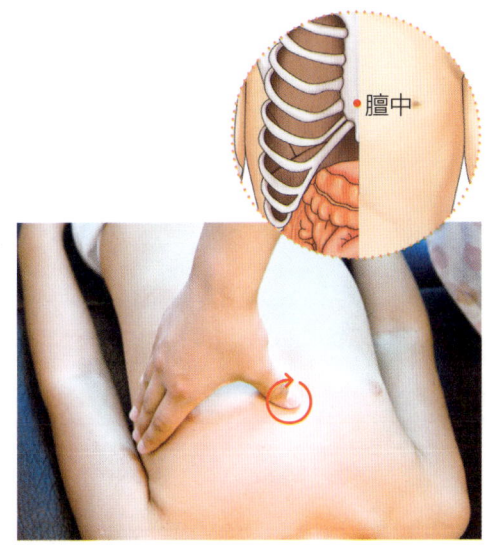

冬季 养肾发育好

冬季，人体新陈代谢水平较低，阳气收敛，适宜养肾。所以冬季推拿以补肾益气为主。

1 揉肾俞

取穴定位： 第2腰椎棘突下，腰部正中线旁开1.5寸处，左右各一。

推拿方法： 用双手拇指指腹按揉孩子肾俞穴10~30次。

功效主治： 按揉肾俞可补肾益气，强身健体。

2 按揉涌泉

取穴定位： 足掌前1/3与后2/3交界处。

推拿方法： 用拇指指端按揉孩子涌泉穴50~100次。

功效主治： 按揉涌泉可补肾益气、退热除烦。

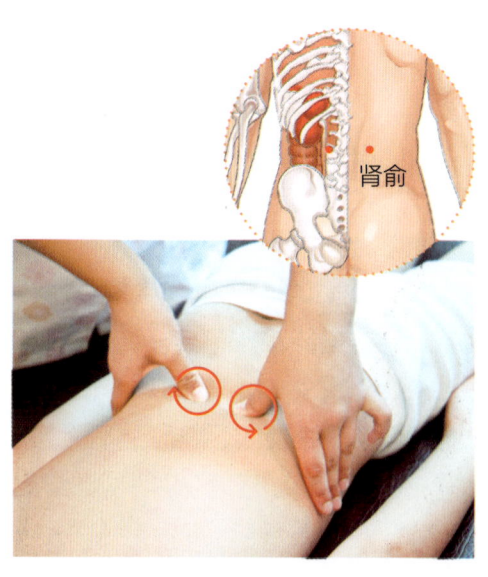

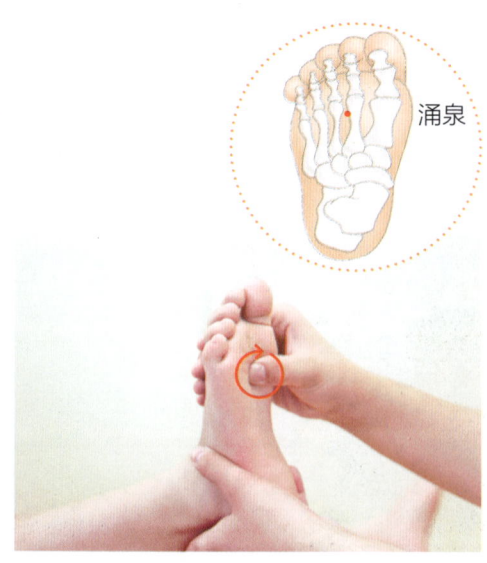